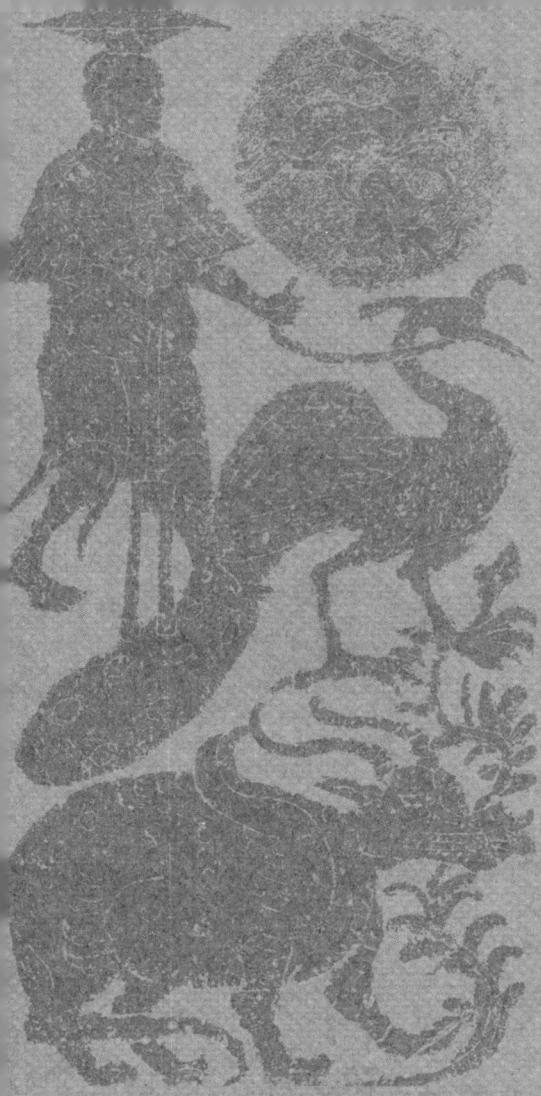

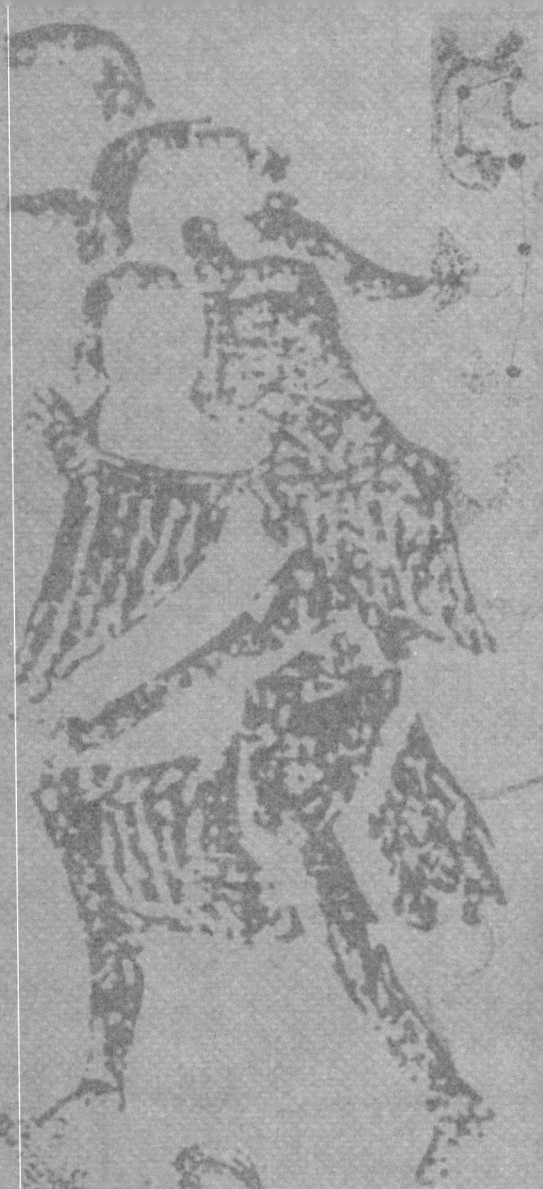

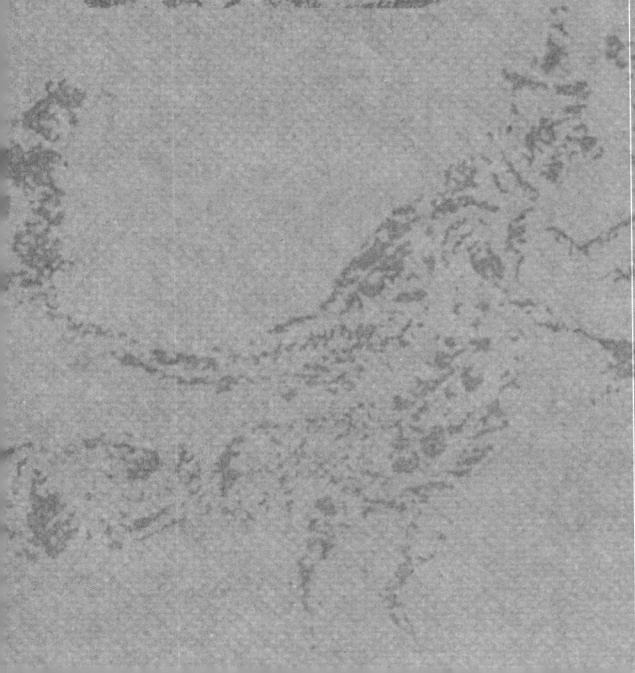

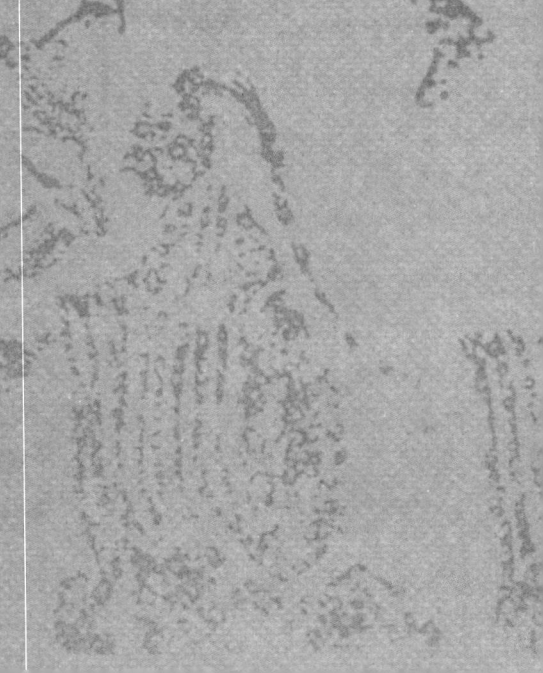

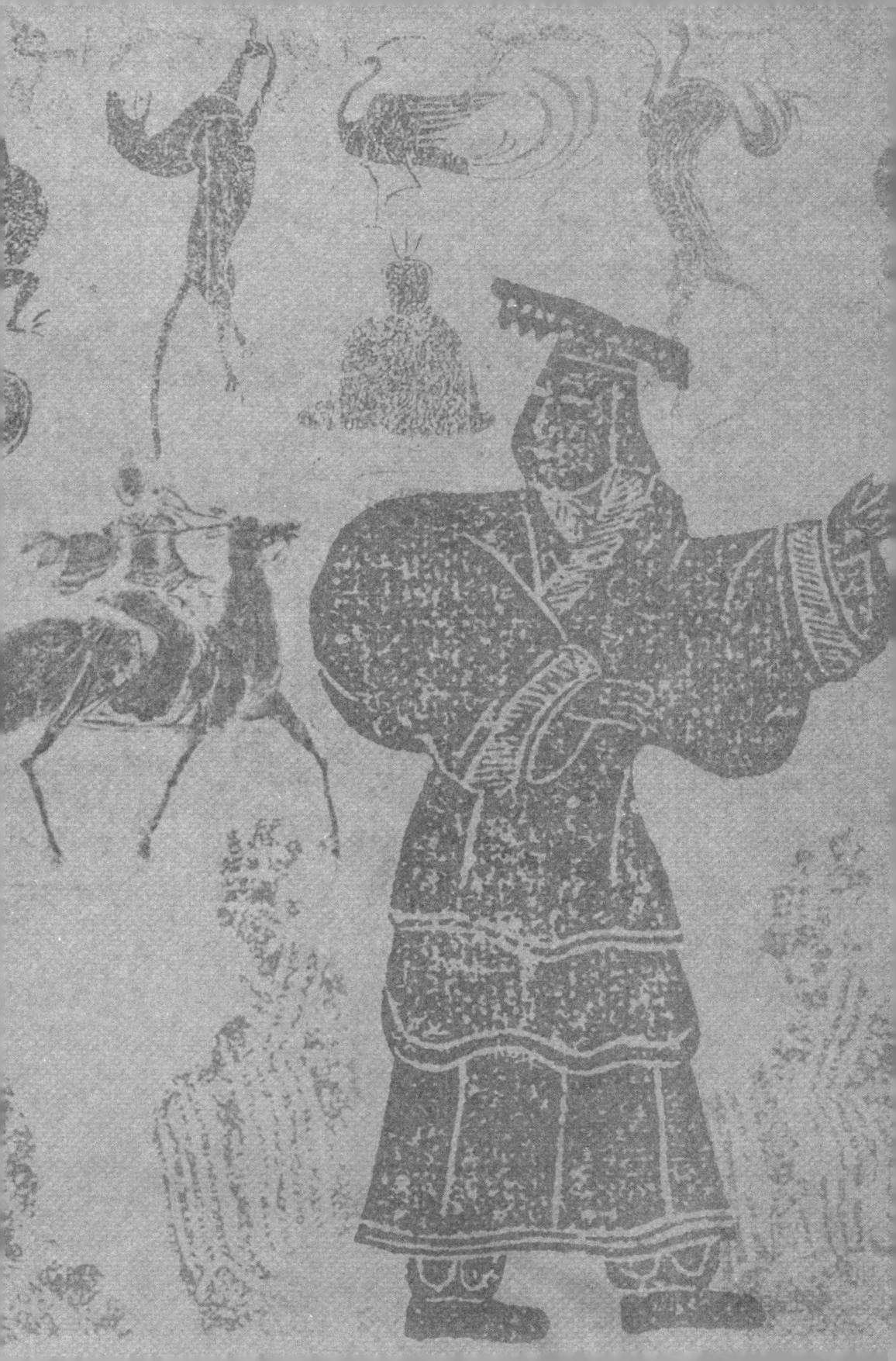

中国古医籍整理丛书

外证医案汇编

清·余景和 辑

尚 冰 校注

中国中医药出版社

·北 京·

图书在版编目（CIP）数据

外证医案汇编/（清）余景和辑；尚冰校注.—北京：中国中医药出版社，2015.12

（中国古医籍整理丛书）

ISBN 978 – 7 – 5132 – 2924 – 1

Ⅰ.①外…　Ⅱ.①余…　②尚…　Ⅲ.①中医外科－医案－汇编－中国－清代　Ⅳ.①R26

中国版本图书馆 CIP 数据核字（2015）第 271671 号

中 国 中 医 药 出 版 社 出 版
北京市朝阳区北三环东路 28 号易亨大厦 16 层
邮政编码　100013
传真　010 64405750
三河鑫金马印装有限公司印刷
各地新华书店经销

*

开本 710×1000　1/16　印张 18　字数 114 千字
2015 年 12 月第 1 版　2015 年 12 月第 1 次印刷
书　号　ISBN 978 – 7 – 5132 – 2924 – 1

*

定价　50.00 元
网址　www.cptcm.com

国家中医药管理局
中医药古籍保护与利用能力建设项目
组织工作委员会

项目专家组

顾　　问　　马继兴　　张灿玾　　李经纬

组　　长　　余瀛鳌

成　　员　　李致忠　　钱超尘　　段逸山　　严世芸　　鲁兆麟
　　　　　　郑金生　　林端宜　　欧阳兵　　高文柱　　柳长华
　　　　　　王振国　　王旭东　　崔　蒙　　严季澜　　黄龙祥
　　　　　　陈勇毅　　张志清

项目办公室（组织工作委员会办公室）

主　　任　　王振国　　王思成

副主任　　王振宇　　刘群峰　　陈榕虎　　杨振宁　　朱毓梅
　　　　　　刘更生　　华中健

成　　员　　陈丽娜　　邱　岳　　王　庆　　王　鹏　　王春燕
　　　　　　郭瑞华　　宋咏梅　　周　扬　　范　磊　　张永泰
　　　　　　罗海鹰　　王　爽　　王　捷　　贺晓路　　熊智波

秘　　书　　张丰聪

前 言

中医药古籍是传承中华优秀文化的重要载体，也是中医学传承数千年的知识宝库，凝聚着中华民族特有的精神价值、思维方法、生命理论和医疗经验，不仅对于传承中医学术具有重要的历史价值，更是现代中医药科技创新和学术进步的源头和根基。保护和利用好中医药古籍，是弘扬中国优秀传统文化、传承中医学术的必由之路，事关中医药事业发展全局。

1949 年以来，在政府的大力支持和推动下，开展了系统的中医药古籍整理研究。1958 年，国务院科学规划委员会古籍整理出版规划小组在北京成立，负责指导全国的古籍整理出版工作。1982 年，国务院古籍整理出版规划小组召开全国古籍整理出版规划会议，制定了《古籍整理出版规划（1982—1990）》，卫生部先后下达了两批 200 余种中医古籍整理任务，掀起了中医古籍整理研究的新高潮，对中医文化与学术的弘扬、传承和发展，发挥了极其重要的作用，产生了不可估量的深远影响。

2007 年《国务院办公厅关于进一步加强古籍保护工作的意见》明确提出进一步加强古籍整理、出版和研究利用，以及

"保护为主、抢救第一、合理利用、加强管理"的方针。2009年《国务院关于扶持和促进中医药事业发展的若干意见》指出,要"开展中医药古籍普查登记,建立综合信息数据库和珍贵古籍名录,加强整理、出版、研究和利用"。《中医药创新发展规划纲要(2006—2020)》强调继承与创新并重,推动中医药传承与创新发展。

2003～2010年,国家财政多次立项支持中国中医科学院开展针对性中医药古籍抢救保护工作,在中国中医科学院图书馆设立全国唯一的行业古籍保护中心,影印抢救濒危珍本、孤本中医古籍1640余种;整理发布《中国中医古籍总目》;遴选351种孤本收入《中医古籍孤本大全》影印出版;开展了海外中医古籍目录调研和孤本回归工作,收集了11个国家和2个地区137个图书馆的240余种书目,基本摸清流失海外的中医古籍现状,确定国内失传的中医药古籍共有220种,复制出版海外所藏中医药古籍133种。2010年,国家财政部、国家中医药管理局设立"中医药古籍保护与利用能力建设项目",资助整理400余种中医药古籍,并着眼于加强中医药古籍保护和研究机构建设,培养中医古籍整理研究的后备人才,全面提高中医药古籍保护与利用能力。

在此,国家中医药管理局成立了中医药古籍保护和利用专家组和项目办公室,专家组负责项目指导、咨询、质量把关,项目办公室负责实施过程的统筹协调。专家组成员对古籍整理研究具有丰富的经验,有的专家从事古籍整理研究长达70余年,深知中医药古籍整理研究的重要性、艰巨性与复杂性,履行职责认真务实。专家组从书目确定、版本选择、点校、注释等各方面,为项目实施提供了强有力的专业指导。老一辈专家的学术水平和智慧，是项目成功的重要保证。项目承担单位山东中医药大学、南京中医药大学、上海中医药大学、福建中医药大学、浙江省中医药研究院、陕西省中医药研究院、河南省中医药研究院、辽宁中医药大学、成都中医药大学及所在省市中医药管理部门精心组织，充分发挥区域间互补协作的优势，并得到承担项目出版工作的中国中医药出版社大力配合，全面推进中医药古籍保护与利用网络体系的构建和人才队伍建设，使一批有志于中医学术传承与古籍整理工作的人才凝聚在一起，研究队伍日益壮大，研究水平不断提高。

本着"抢救、保护、发掘、利用"的理念，该项目重点选择近60年未曾出版的重要古医籍，综合考虑所选古籍的保护价值、学术价值和实用价值。400余种中医药古籍涵盖了医经、基础理论、诊法、伤寒金匮、温病、本草、方书、内科、外科、女科、儿科、伤科、眼科、咽喉口齿、针灸推拿、养生、医案医话医论、医史、临证综合等门类，跨越唐、宋、金元、明以迄清末。全部古籍均按照项目办公室组织完成的行业标准《中医古籍整理规范》及《中医药古籍整理细则》进行整理校注，绝大多数中医药古籍是第一次校注出版，一批孤本、稿本、抄本更是首次整理面世。对一些重要学术问题的研究成果，则集中收录于各书的"校注说明"或"校注后记"中。

"既出书又出人"是本项目追求的目标。近年来，中医药古籍整理工作形势严峻，老一辈逐渐退出，新一代普遍存在整理研究古籍的经验不足、专业思想不坚定等问题，使中医古籍整理面临人才流失严重、青黄不接的局面。通过本项目实施，搭建平台，完善机制，培养队伍，提升能力，经过近5年的建设，锻炼了一批优秀人才，老中青三代齐聚一堂，有效地稳定了研究队伍，为中医药古籍整理工作的开展和中医文化与学术的传承提供必备的知识和人才储备。

本项目的实施与《中国古医籍整理丛书》的出版，对于加强中医药古籍文献研究队伍建设、建立古籍研究平台，提高古籍整理水平均具有积极的推动作用，对弘扬我国优秀传统文化，推进中医药继承创新，进一步发挥中医药服务民众的养生保健与防病治病作用将产生深远影响。

第九届、第十届全国人大常委会副委员长许嘉璐先生，国家卫生计生委副主任、国家中医药管理局局长、中华中医药学会会长王国强先生，我国著名医史文献专家、中国中医科学院马继兴先生在百忙之中为丛书作序，我们深表敬意和感谢。

由于参与校注整理工作的人员较多，水平不一，诸多方面尚未臻完善，希望专家、读者不吝赐教。

国家中医药管理局中医药古籍保护与利用能力建设项目办公室

二〇一四年十二月

许 序

"中医"之名立，迄今不逾百年，所以冠以"中"字者，以别于"洋"与"西"也。慎思之，明辨之，斯名之出，无奈耳，或亦时人不甘泯没而特标其犹在之举也。

前此，祖传医术（今世方称为"学"）绵延数千载，救民无数；华夏屡遭时疫，皆仰之以度困厄。中华民族之未如印第安遭染殖民者所携疾病而族灭者，中医之功也。

医兴则国兴，国强则医强。百年运衰，岂但国土肢解，五千年文明亦不得全，非遭泯灭，即蒙冤扭曲。西方医学以其捷便速效，始则为传教之利器，继则以"科学"之冕畅行于中华。中医虽为内外所夹击，斥之为蒙昧，为伪医，然四亿同胞衣食不保，得获西医之益者甚寡，中医犹为人民之所赖。虽然，中国医学日益陵替，乃不可免，势使之然也。呜呼！覆巢之下安有完卵？

嗣后，国家新生，中医旋即得以重振，与西医并举，探寻结合之路。今也，中华诸多文化，自民俗、礼仪、工艺、戏曲、历史、文学，以至伦理、信仰，皆渐复起，中国医学之兴乃属必然。

迄今中医犹为国家医疗系统之辅，城市尤甚。何哉？盖一则西医赖声、光、电技术而于20世纪发展极速，中医则难见其进。二则国人惊羡西医之"立竿见影"，遂以为其事事胜于中医。然西医已自觉将入绝境：其若干医法正负效应相若，甚或负远逾于正；研究医理者，渐知人乃一整体，心、身非如中世纪所认定为二对立物，且人体亦非宇宙之中心，仅为其一小单位，与宇宙万象万物息息相关。认识至此，其已向中国医学之理念"靠拢"矣，虽彼未必知中国医学何如也。唯其不知中国医理何如，纯由其实践而有所悟，益以证中国之认识人体不为伪，亦不为玄虚。然国人知此趋向者，几人？

国医欲再现宋明清高峰，成国中主流医学，则一须继承，一须创新。继承则必深研原典，激清汰浊，复吸纳西医及我藏、蒙、维、回、苗、彝诸民族医术之精华；创新之道，在于今之科技，既用其器，亦参照其道，反思己之医理，审问之，笃行之，深化之，普及之，于普及中认知人体及环境古今之异，以建成当代国医理论。欲达于斯境，或需百年欤？予恐西医既已醒悟，若加力吸收中医精粹，促中医西医深度结合，形成21世纪之新医学，届时"制高点"将在何方？国人于此转折之机，能不忧虑而奋力乎？

予所谓深研之原典，非指一二习见之书、千古权威之作；就医界整体言之，所传所承自应为医籍之全部。盖后世名医所著，乃其秉诸前人所述，总结终生行医用药经验所得，自当已成今世、后世之要籍。

盛世修典，信然。盖典籍得修，方可言传言承。虽前此50余载已启医籍整理、出版之役，惜旋即中辍。阅20载再兴整理、出版之潮，世所罕见之要籍千余部陆续问世，洋洋大观。

今复有"中医药古籍保护与利用能力建设"之工程，集九省市专家，历经五载，董理出版自唐迄清医籍，都 400 余种，凡中医之基础医理、伤寒、温病及各科诊治、医案医话、推拿本草，俱涵盖之。

噫！璐既知此，能不胜其悦乎？汇集刻印医籍，自古有之，然孰与今世之盛且精也！自今而后，中国医家及患者，得览斯典，当于前人益敬而畏之矣。中华民族之屡经灾难而益蕃，乃至未来之永续，端赖之也，自今以往岂可不后出转精乎？典籍既蜂出矣，余则有望于来者。

谨序。

第九届、十届全国人大常委会副委员长

许嘉璐

二〇一四年冬

王 序

中医学是中华民族在长期生产生活实践中，在与疾病作斗争中逐步形成并不断丰富发展的医学科学，是中国古代科学的瑰宝，为中华民族的繁衍昌盛作出了巨大贡献，对世界文明进步产生了积极影响。时至今日，中医学作为我国医学的特色和重要医药卫生资源，与西医学相互补充、相互促进、协调发展，共同担负着维护和促进人民健康的任务，已成为我国医药卫生事业的重要特征和显著优势。

中医药古籍在存世的中华古籍中占有相当重要的比重，不仅是中医学术传承数千年最为重要的知识载体，也是中医为中华民族繁衍昌盛发挥重要作用的历史见证。中医药典籍不仅承载着中医的学术经验，而且蕴含着中华民族优秀的思想文化，凝聚着中华民族的聪明智慧，是祖先留给我们的宝贵物质财富和精神财富。加强对中医药古籍的保护与利用，既是中医学发展的需要，也是传承中华文化的迫切要求，更是历史赋予我们的责任。

2010 年，国家中医药管理局启动了中医药古籍保护与利用能力建设项目。这既是传承中医药的重要工程，也是弘扬优秀民族文化的重要举措，不仅能够全面推进中医药的有效继承和创新发展，为维护人民健康做出贡献，也能够彰显中华民族的璀璨文化，为实现中华民族伟大复兴的中国梦作出贡献。

相信这项工作一定能造福当今，嘉惠后世，福泽绵长。

国家卫生与计划生育委员会副主任

国家中医药管理局局长

中华中医药学会会长

王国强

二〇一四年十二月

马 序

　　新中国成立以来，党和国家高度重视中医药事业发展，重视古籍的保护、整理和研究工作。自 1958 年始，国务院先后成立了三届古籍整理出版规划小组，分别由齐燕铭、李一氓、匡亚明担任组长，主持制订了《整理和出版古籍十年规划（1962—1972）》《古籍整理出版规划（1982—1990）》《中国古籍整理出版十年规划和"八五"计划（1991—2000）》等，而第三次规划中医药古籍整理即纳入其中。1982 年 9 月，卫生部下发《1982—1990 年中医古籍整理出版规划》，1983 年 1 月，中医古籍整理出版办公室正式成立，保证了中医古籍整理出版规划的实施。2002 年 2 月，《国家古籍整理出版"十五"（2001—2005）重点规划》经新闻出版署和全国古籍整理出版规划领导小组批准，颁布实施。其后，又陆续制定了国家古籍整理出版"十一五"和"十二五"重点规划。国家财政多次立项支持中国中医科学院开展针对性中医药古籍抢救保护工作，文化部在中国中医科学院图书馆专门设立全国唯一的行业古籍保护中心，国家先后投入中医药古籍保护专项经费超过 3000 万元，影印抢救濒危珍、善、孤本中医古籍 1640 余种，开展了海外中医古籍目录调研和孤本回归工作。2010 年，国家财政部、国家中医药管理局安排国家公共卫生专项资金，设立了"中医药古籍保护与利用能力建设项目"，这是继 1982～1986 年第一批、第二批重要中医药古籍整理之后的又一次大规模古籍整理工程，重点整理新中国成立后未曾出版的重要古籍，目标是形成并普及规范的通行本、传世本。

为保证项目的顺利实施，项目组特别成立了专家组，承担咨询和技术指导，以及古籍出版之前的审定工作。专家组中的许多成员虽逾古稀之年，但老骥伏枥，孜孜不倦，不仅对项目进行宏观指导和质量把关，更重要的是通过古籍整理，以老带新，言传身教，培养一批中医药古籍整理研究的后备人才，促进了中医药古籍保护和研究机构建设，全面提升了我国中医药古籍保护与利用能力。

作为项目组顾问之一，我深感中医药古籍保护、抢救与整理工作的重要性和紧迫性，也深知传承中医药古籍整理经验任重而道远。令人欣慰的是，在项目实施过程中，我看到了老中青三代的紧密衔接，看到了大家的坚持和努力，看到了年轻一代的成长。相信中医药古籍整理工作的将来会越来越好，中医药学的发展会越来越好。

欣喜之余，以是为序。

中国中医科学院研究员

马继兴

二〇一四年十二月

校注说明

余景和（1847—1907），字听鸿，清代江苏宜兴人。清道光年间，孟河医学影响颇广，名医辈出，余景和为孟河名医费兰泉之高足，学有渊源。1882 年余氏应友人之邀，行医常熟（海虞），数愈危疾，名声大震，遂留居虞地，时有"余仙人"之称。余景和善治内科杂病，亦兼通外科、喉科，著有《诊余集》《外证医案汇编》《余注伤寒论翼》等。

《外证医案汇编》共四卷，卷一载首部、项部、面部医案，分十六门。卷二载口部医案，分六门。卷三载外部、背部、肩臂部、乳胁腋肋部、腹部、前后阴部、股腿胫足部医案，分三十三门。卷四载内部、发无定处部医案，分十七门。正文后附有徐大椿的《疡科论》一篇。正文中间附以余氏本人的治验案。

该书初刊于光绪二十年（1894）。现存主要版本：稿本，清光绪二十年（1894）苏州绿荫堂藏版上海文瑞楼发行本，清光绪三十一年（1905）集古山房刻本，上海文瑞楼石印本，抄本等。上海科学技术出版社于 1961 年出版了铅印本、2010 年出版了点校本。

经比对，集古山房刻本与苏州绿荫堂本除扉页外完全相同，两者实为一个版本。所以，本次整理以清光绪二十年（1894）苏州绿荫堂本为底本，以上海文瑞楼石印本（简称石印本）为主校本。因稿本非清稿，故作参校本。

校注原则如下：

1. 底本之繁体字，转换为规范简体字。原文竖排，今改为横排，故文中意指上文的"右"字一律改为"上"字。

2. 底本中的古字、异体字和俗写字，一律径改为通行的简化字。

3. 底本中明显的文字笔画错误，如巳、已、己不分等，径改不出校注。

4. 底本中不规范的药名用字改为规范写法，药名简写者不补，如：土贝母原文作"土贝"，石决明原文作"石决"，未改原文。

5. 避讳字不改，缺笔避讳笔画补全。如"陶宏景"未改为"陶弘景"，"胤"补足最后一笔。

6. 原书目录与正文有出入，以正文校目录：例如卷一首部第二条为"夭疽锐毒"，而原目录分为"夭疽"和"锐毒"两条，今改为一条。故原书为73门，今为72门。

7. 原文中某些医案患者姓名之下有数字，表示其年龄，今予保留。

8. 原文每卷之首有"阳湖赵能静先生阅，阳羡余景和听鸿甫编辑，会稽孙思恭顺斋甫校刊"字样，今一并删除，特记于此，文中不再出注。

9. 底本"自序"装订有误，今据别本将"自序"置于凡例前。"徐大椿《疡科论》"原在凡例之后，目录之前，今作为附录移至正文之后。

孙　序

　　谚云：不为良相，当为良医。良相治世，良医济世，道虽不同，其功则一也。阳羡①听鸿余君，挟岐黄术，壬午秋仲，来游虞麓，予过而访之。见其人朴诚温厚，绅宦乡民就诊者，慎思切问，毫不异视，无谄谀骄傲之容，绝时髦矜夸之习，知非寻常医佣所可拟，斯真有道之士也。企慕殊深，友交最笃，见其曩②时注有《伤寒论翼》③一书，晰理辨疑，医家皆奉为圭臬④。又读其《外证医案汇编》，名家会集，卓论纷披，方经验于前人，案皆征诸实事，繁博者分其门类，奥妙者阐以释词，碎玉零金，衰然成帙。知其济世之心，有流露于字里行间者矣。二书经阳湖赵惠甫先生订正，加以评注。余君雅⑤不欲刻，予力劝其梓行。去秋《伤寒论翼》刊成，已昭昭在人耳目。今春索其《外证医案汇编》以付手民，余君正色拒之者再，曰：一再刻书，形迹近于标榜，岂竟欲使方家贻笑吾等为好名者耶。予以济世之言，动其济世之念，责其济世之功。余君慨焉允许，遂出书，命予执校雠之役。予不谙医理，何敢当此？但好行其德。予与余君夙有同情，余君著书济世，予劝其问世，又赞其寿世，存诸前辈流风遗泽于无涯。此书一出，定必纸

---

① 阳羡：县名，古称荆溪、荆邑。现江苏宜兴市。
② 曩（nǎng）：从前。
③ 伤寒论翼：此指《余注伤寒论翼》。
④ 圭臬（guīniè 归孽）：喻准则或法度。
⑤ 雅：一向，向来。

贵一时，不胫而走，与《伤寒论翼注》二书并传不朽。枣梨刊竣，匠氏请序于予，予不得不以文辞谢责。遂援笔志①缘起于简端。

时在光绪二十年岁次甲午仲冬月上澣②会稽孙思恭顺斋氏谨序

---

① 志：记录。
② 上澣（hàn 汗）：指农历每月上旬。

赵 序

　　同郡余君听鸿，以轩岐之术世其家。从父①讳成椿，有声道咸②间，即世所称麓泉先生者也，今阳羡士大夫犹能言之。君既嗣其绪，复执贽③于费兰泉，艺益精。会兵燹，家中落，寇平，复理故业，侨居孟河。孟河故多良医，有声振寰曲为名公巨卿所倒屣④者，有一时喧赫舳舻⑤衔接数十里者，然未尝以君幼忽之。光绪初，君来游于虞⑥，始以施诊试其术，不数载而道大行。东北城乡居民，尤崇信之。辰午求诊，扶老挈稚，履阈⑦为之穿也。顾君自视欿⑧然，虚衷好问，绩学靡倦，于书无所不读，心领神会，尽晰其理。尤乐表彰前哲，虽片楮⑨只字，零珠碎玉，必搜求掇拾，择其精粹，加以诠释，槧版行世。先大夫⑩恒称其㜅⑪学谦受，为近时不多觏⑫。往岁有《伤寒论

---

　　① 从父：父亲的兄弟。即伯父或叔父。
　　② 道咸：清朝道光、咸丰之并称。
　　③ 执贽（zhì 志）：又写作"执挚"，古代礼制，谒见人时携礼物相赠。执，持。贽，所携礼品。
　　④ 倒屣（xǐ 洗）：又作"倒履"。急于出迎，把鞋倒穿。形容热情迎客。
　　⑤ 舳舻（zhúlú 竹芦）：船头和船尾的合称，因以指船只。舳，指船尾；舻，指船头。
　　⑥ 虞：即指"海虞"，在江苏省常熟市北部。
　　⑦ 阈（yù 玉）：门槛。
　　⑧ 欿（kǎn 侃）：不自满足。
　　⑨ 楮（chǔ 楚）：纸的代称。
　　⑩ 先大夫：指先父，已故的父亲。
　　⑪ 㜅：通"好"。《说文·女部》段玉裁注："今《尚书》㜅作好，此引经说假借也。"
　　⑫ 觏（gòu 够）：遇见。

翼》之刻，先大夫既厘订其例而为之序，乃剞劂未竟而先大夫不禄①，弗克见其成也。今兹复辑《外科医案汇编》四卷，将杀青，乃以书谂②余曰：仆与子两世交矣，辱先公不弃，得侪群从间，瞫③味名论，今已不可再。而此卷实先公之所点定，且有评语在，不可以勿纪。子盍弁④其端以竟先志，可乎？余不敏，未尝知医。恒惟医之为书，自古逮今，浩如烟海，门径繁复，窾⑤窆深邃。昔之所是，即今之所非，此之所宗，即彼之所诟，泛涉则靡所指归，精求则鲜有正的，《易》所谓失之毫厘谬以千里者，奚敢以浮掠之见，妄论其得失也。顾稔⑥君既久，不可以不文辞，又惟先大夫精究医理，著述满楹，成未及裒辑⑦，登诸梨枣。而此实手泽⑧所寄，吉光片羽，首获寿世，感且不朽矣。爰不揣固陋，序其崖略⑨如上，聊表其抱守之志，以答君请。抑亦稔余罪戾云尔。

光绪甲午七月既望阳湖⑩赵宾旸

---

① 不禄：去世。

② 谂（shěn 沈）：劝告。

③ 瞫（shěn 沈）：深视。

④ 弁（biàn 变）：古时男子戴的帽子。此作动词，"置……前"。即写序。

⑤ 窾（kuǎn 款）：窾同"窾"，空隙，中空。

⑥ 稔（rěn 忍）：熟悉。

⑦ 裒辑：汇集而编辑，辑录。

⑧ 手泽：指称先人或前辈的遗墨、遗物等。

⑨ 崖略：大略，梗概。

⑩ 阳湖：清常州府下辖阳湖县。

自　序

　　医书虽众，不出二义：经文、本草、经方，为学术规矩之宗；经验、方案、笔记，为灵悟变通之用。二者皆并传不朽。余幼遭兵燹①，先人殉难，孱弱多病，旧业尽弃，不能奋志诗书，继先人遗绪，嗜喜泛涉医集，养难后余生。读《汉书·艺文志》，医学方技，汉时尤尊重之。建安时，仲圣恐去古日远，学术渐歧，勤求古训，博采众方，删繁归简，成《伤寒卒病论》，为万世医方之祖。运移汉祚②，典籍散亡，晋隋六朝并唐宋诸贤，维持医学，抱残守缺。略而言之，如王叔和、葛稚川、皇甫谧、吴普、徐文伯、陶宏景③、李当之、巢元方、全元起、王冰、苏恭、孙思邈、王焘、高继冲、陈藏器、成无己、朱肱，皆抱经济之才④，以经文、本草、经方、伤寒各专一家，笃学好古，述而不作。虽有名医经验等方，未尚以浮薄医案轻示后学，不敢自矜为独解也。宋置医书局于编修院，命儒臣较⑤正历朝医书。春间设科考医，太医局程文⑥至今在人耳目。集《太平圣惠方》《圣济总录》《嘉祐本草》等，搜罗靡富，为医学大成，宋前医书赖其引征而存其目。所谓重学术不涉浮华，医之学术不衰，医案亦不多见。自后宋许叔微将经验方案汇

---

　　①　兵燹（xiǎn 显）：战争，战乱。
　　②　祚（zuò 作）：帝位。
　　③　陶宏景：即陶弘景。
　　④　经济之才：指治国安民的才能。出自唐代杜甫《上水遣怀》诗："古来经济才，何事独罕有。"
　　⑤　较：考订，也作"校"。
　　⑥　程文：科举考试时，由官方撰定或录用考中者所作的范文。

裒①成帙，名《本事方》。金元明诸家皆效之，著书繁杂，皆将前人经验、自己治验方案载于节末，甚至卷帙浩繁，各抒己见而为心得，夸富斗奢，遂成门户，医案渐多矣。至薛立斋专刻医案七十八卷，孙一奎《新都治验》《三都治验》《宜兴治验》，周子干《医案》《续刻医案》，缪仲淳之《广笔记》，喻嘉言之《寓意草》，笔记医案虽多，临症方案未见。至国朝，吴中叶天士先生杰出，具天纵才，无书不读，名振寰宇，终身未著书，虽有数种，皆后人书贾伪托②其名。余读《唐书》许胤宗传，胤宗，陈隋名医，终身未著书，人求其著作，胤宗曰：医者意也，在人思虑，出而述别脉、识症、用药之难，不敢著书贻误后学。天士先生亦胤宗一流人耶。后锡山华岫云，辑其晚年门人所录方案，不载称呼，不夸效验，但冠姓于年，扫尽诸家浮习，分门别类，都③为十卷，名曰《临证指南医案》。读其方案，审病处方详慎简洁，不刻意于古而自绕古趣。此所谓宗学术规矩，参以灵悟变通，随笔所著之书也，收入《四库全书》。后仿其体例而刻医案者，接踵而起。张氏辑《叶氏遗稿》，合康作霖、王子接为三家，吴氏合薛雪、缪遵义又为三家，其后裔辑其遗稿四卷，曰《医案存真》，王小林辑其遗稿两卷，曰《徐批叶案真本》，琴川曹仁伯《延陵弟子记》，如皋吴渭泉《临症医案笔记》，丹徒王久峰《日记医案》，海宁王士雄《医案》，如皋顾晓澜《吴门治验录》。余居孟河廿余年，集马培之征君、费晋卿观察、益三马君、佩堂丁君、沛三巢君、日初马君、费兰泉先生、麓泉堂伯诸前辈旧方，至数万页，未得梓行。余见医案虽多，惟外科临症方案，未曾见也。后得青浦陈学山

---

① 裒（póu）：聚集。

② 伪托（tuō 托）：假托。

③ 都：汇聚。

先生《外证医案》读之，审病详慎，案句简洁，虽不能与叶氏相抗，聊可武①其后尘，余甚爱之。间有初学外科者，以成方而治新病，恐寒凉温补误投，外证未愈，内证蜂起，以致不可收拾，内外推诿，往往弃而不治，余实悯之。陈学山先生专于内而精于外，合叶氏指南②涉于外症者辑衷成帙，与初学外科者开灵活之机，化拘执之弊。稿成，乞赵惠甫乡丈阅之，加以评语，置之未行。会稽顺斋孙君，余道义交③也，去秋慷慨助资，刊余《伤寒论翼》，今春见此稿，欲余问世。余曰：医之一道，《灵》《素》九经，文辞质奥，通人尚难章句。班固疾④医之以热益热，以寒益寒，医之能辨寒热者鲜矣。淳于意自云：药方试之多不验，则十全者难矣。人每问余医理，惶愧不敢答，再一刻书，贻笑方家。孙君索之再，余笑曰：史迁云君所谓富而好行其德者也。未便固却。倩孙君校正增删，都为四卷，名《外证医案汇编》，以付手民⑤。是书孙君赞助而成，非余志也。枣梨⑥告竣，索余弁言于首。余恐医案日多，学术日衰，浮薄之风日盛。若剿袭辞句方案为行医之捷径，华其外而悴其内，恐不足恃耳。余髫年失学，自愧不文，爰笔书此，惟愿吾道不涉浮华，当重学术为是。

　　　　光绪廿年岁次甲午十二月中浣⑦荆溪余景和听鸿氏序于海虞⑧寄舫

---

①　武：足迹。此作动词，继承。
②　叶氏指南：指叶天士的《临证指南医案》。
③　道义交：指互相帮助，互相支持的朋友。交，交情，友谊。
④　疾：担忧（忧虑）。
⑤　手民：雕板排字工人。
⑥　枣梨：指雕版印刷。古人以枣木、梨木为雕版刻书的上选材料，故称。
⑦　中浣：古时官吏中旬的休沐日。泛指每月中旬。
⑧　海虞：海虞镇，即今江苏省常熟市北部，望虞河畔。

凡 例

——上古方书，内外不分。《内经》有痈疽篇，《金匮》有疮疡篇，《千金》、《外台》、四子诸家，无不讲究外证。今时内外各专其科，外科专仗膏丹刀针，谙内症者少；内科专司脉息方药，谙外症者不多。病家每遇大症，或兼感冒寒热，疑外科不谙内病，延内科用药立方，每至内外两歧，彼此相左，当表反补，宜托反清，内症未平，外症变端蜂起，攻补错投，温凉误进，贻害匪①轻。兹辑方案，内外兼证者多，俾司疡科留心体会，博考内症群书，如遇内外兼证，始终一手调治，医者可得心应手，病者亦受益多矣。

——《内经》曰：东方之域，其民食鱼而嗜咸，其病皆为痈疡，其治宜砭石，故砭石者亦从东方来。吴中地偏东南，海滨低洼之乡、湿卑之地，湿热熏蒸，食鱼嗜咸，疡症最多。兹专辑吴中名医方案，汇集成篇。经曰：四方有异治。故他处名公佳作，一概未录。

——此案本为内外两科合同起见，惟青浦陈学三先生内外皆精。听存先生门诊医案草本，惜言外症者不多，今辑存四百六十八首。又《三家医案》内，辑吴门薛生白先生三首，缪宜亭先生十八首。又《临证指南医案》内，辑叶天士先生二百三十七首。集成四卷，分一十三部，七十三门，以便阅者易于查核。夫外症从百会疽起，涌泉穴止，症名繁杂。听自愧不敏，有者采之，无则弃之，不敢私心自立一方，画蛇添足。外症名

---

① 匪：通"非"，《卫风·氓》："匪来贸丝。"

目虽多，医案本非全书。潜心默契，治法全神俱在。能治此，即能治彼，若刻舟守柱，岂能贯通其理，能意会于中，变通运用，决无固执之弊。黄帝曰：知其要者，一言而终；不知其要者，流散无穷。故外症无者，概不标出。

——附案四十六首。吴江徐洄溪先生于时最近，精于疡科，采入以广见闻。先哲疡症医案，刊之甚多。齐薛张王诸家，卷页浩繁，徒乱心目，况有原本可考，概不采录。听妄附治案数首，或见闻确实，或偶尔幸功，皆实事求是，不敢虚夸谎诞，希邀①名誉，愿高明曲谅恕之。

——各部后附论。听愧幼年失学，鄙俚无文，本不敢轻于落笔，贻笑大方，因友相劝曰：医学与儒学稍异，不在措辞，治法颇繁，将诸经络，挈其纲领，略为叙述，以便阅者有绪。姑不揣谫②陋，撖拾成篇。皆诊余抽暇，信手拈来。从中句读不明，字理错误，祈高明更正。初学之士，幸勿以句俚文浅忽之。

——此案虽云外科，方案之中，内证十有七八，如骨槽风、失荣、瘰疬、时毒、风痰、耳目鼻唇齿舌咽喉乳疡、胁肋茎囊、痔疮、肛漏、内痈、肺痈、胃痈、肝痈、大小肠痈、肾俞痈、肛痈、产后痈疡、溃疡变症，俱内外合治之症。病家求治，内外相左，病岂能愈。内外推诿，又非济世之道。内外同诊，和衷共济，刀针围贴，立方用药，融通斟酌，尽善尽美，按日奏功，自然声名日上，积德于后。若内外妒嫉，各执偏见，置病家性命于脑后，倘一败坏，谤毁蜂起，名声日下，不但损德，

---

① 希邀：邀功请赏之意。希，希求；邀，邀功。
② 谫：浅薄。

于己尤为无益。若遇不起之病，二竖①深入，和缓难疗，难免外人诽谤。今时总以成败论人，不白之冤，势所难免，决不可忿争怨尤，徒乱心思，只要仰不愧天，俯不愧心，外言又何足恤哉！余每遇此境，辄诵《泷冈阡表》②，所云吏治岂不与医治同，实无法挽回，求其生而不得，死者与我皆无恨也之言，自然心地宁，魂梦安。若从中稍有生机，或识见不到，粗心浮气，同道妒功害能，求其生犹失之死，为医者岂无过欤？

——昔医以和缓得名，乃左氏寓意。医能和缓者，即为上工。今辑之案，皆疡症和缓之方，轻可去实，醇正神奇，故外科驳杂霸道单方，概未采入。惟愿同志，皆归醇正和平，王道缓治，虽无近功，不致一朝败事，若不中病，误亦不远。余愧不知疡科，思疡症与内症相同。症险者，用方不能不峻；症杂者，用药不能不杂。此等症，百中难见一二，如内科大承气、四逆加人尿、麻黄、升麻等，非常用之方。要平昔用功好学，临症有处稽考。若胸无把握，遇重症，妄施误投，反有病轻药重之弊。故驳杂霸道峻剂单方，一概不录。

——疡科刀针围贴，俱有衣钵相传。立方用药，不出内科之理。临证随录之方，皆临时从心所发，错综变化，皆宗先哲本源，如儒家时艺③，皆从先圣之书而成。医学之《内经》《难经》《伤寒》《金匮》《本草经》，即儒家六经《语》《孟》；《脉经》《甲乙经》，即《左氏》《公》《谷》《策》《语》；唐宋金

① 二竖：代指疾病。语出《左传·成公十年》："公梦疾为二竖子，曰：'彼良医也，惧伤我，焉逃之？'其一曰：'居肓之上，膏之下，若我何？'医至，曰：'疾不可为也，在肓之上，膏之下，攻之不可，达之不及，药不至焉，不可为也。'"
② 泷冈阡表：欧阳修著散文作品。
③ 时艺：即时文、八股文。

元诸书，即两汉六朝唐宋之文。看临证之方，如看时艺一般，将其神理①体会得到古书之上，自知学有根柢，临证取法用药，自有左右逢源之妙。若不细心玩索，摭拾辞句，剿袭方药，以病凑方，借此为行医之捷径，大失辑书之意，贻误后学之罪，吾岂能辞。

——方案虽分门别类，每类之中，各症俱有兼病。或内痈而兼外感者，或外症而兼内伤者；或实症夹虚，或虚症夹实；或外症日久，而有感冒风寒内停食滞，此外症虚内症实也。若久病体虚，骤发痈疡红肿，此乃外症实内症虚也。时令有寒暖，人体有强弱，年齿有老幼，或症同气血时令不同，岂能一一考核。以此类推，一方之中，自有一方之理法在焉，如作文以见症为题，单题、截题、搭题、虚小题、大典题、全章题、半节题，一字、两字、三章、四章等题，医临症时，必有兼病，能心领神会，看清题情，如作文平淡奇浓，心随意转，无不中窾。所以临症方案，如时艺不废之书也，为医者，岂可不阅哉。

——先哲存方案，与后读人者本难，要读书、识症、立法、定方四事俱备，再合人事天时虚实，通融更改，遂能有至妥至当之方。后人读方案者，当知所立之方，宗何书，兼何症，用何法，辨其药之性，细咀其味，自然醇疵立辨，融会贯通，用之不尽，自为古人知己。若妄批误删，徐洄溪先生批叶氏案，尚不能知香岩先生底蕴，何况识浅者。不须言矣。

——吾友曰：所编方案，不知后人信否？不知当时效否？余曰：万事皆不出乎理，知医理者，自然能辨，自然能信。不知医理者，不但不能辨别，信亦徒然。况青浦陈学山先生之案，

① 神理：精神理致。

笔性简明敏捷，他人亦学不到此。有居处地名者，皆陈氏方案也。叶天士先生之方案，有《临证指南》可考。薛、缪二公，亦有《三家医案》可证。每方之下，故不注出何人手笔。读者查对，明眼是能辨别也。

——听本不知医，岂敢妄编此案。因人以为外科易，每以成方而治兼病。余思阴阳虚实，总归内科一理，若肺肾阴虚者，温热岂可妄用？脾胃阳弱者，寒凉岂得误投？所以编集此案，而化初学拘执之弊，开灵活敏捷之机，与疡症中未尝无小补尔。

辛卯仲冬上浣荆溪余景和听鸿氏识

目 录

卷　一

首　部

脑　疽

常熟俞　脑疽，督脉所主。现象坚硬而不红活，恐流毒于下，延至棘手。姑宜温理托毒，以参消息。

鹿角霜　角针①　川芎　土贝　地丁草　生黄芪　银花　赤芍　甘草节

太仓朱　脑疽根坚平塌，药饵化毒兼提。

生首乌　紫草茸　羌活　泽泻　生黄芪　白茄蒂　鲜笋尖　川芎　陈皮

用笋尖、茄蒂提托，非俗笔所能。

浏河施　平素悒郁，阴分久虚，脑疽陡发，脉细不扬，症属阳陷阴微，加以年高胃弱，若欲消散，须延匝月。茄蒂、生首乌治对口②，见王履素③《折肱漫录》。听注。

制附子　嫩黄芪　生首乌　甘草　远志炭　炙僵蚕石决明　鲜笋尖

---

①　角针：皂角刺，又称皂角针。
②　对口：对口疽，指生在脑后，部位跟口相对的疽。
③　王履素：当作"黄履素"。著《折肱漫录》六卷（一作七卷），医话著作，初刊于 1635 年。

复方　根盘虽缩，脓腐未除，四围红晕，仍恐毒邪复陷，未许竟入坦途也。

生黄芪　党参　枸杞子　陈皮　甘草　银花　炙黄芪　于术　皂角针　荷梗

黄芪生炙并用，大有意味。

再复方　毒去新生，纳谷稍健，生机有庆矣。

人参　金石斛　银花　水炙黄芪　云苓　制首乌　枸杞子　甘草

茜墩赵　脑疽五六日，高肿脓泄，甚属佳兆。肥人多湿，湿多痰盛而气虚，故脓色白滞不荣，皆由气衰，最防毒陷，姑拟提托，冀其脓稠纳增，便为松候。

半夏曲　甘草节　远志炭　生黄芪　僵蚕　生首乌　川贝母　皂角针　云苓　笋尖

周庄钱　脑疽平塌色暗，高年气血两亏，以致不能冲突高肿。蕴毒深厚，难以化腐成脓，姑拟托化，以冀转败为功。

生黄芪　生首乌　远志炭　甘草　红花　川贝母　白蔻壳　皂角针　桔梗　笋尖

复方　大势已松，疮头起发，腐脱，脉大有力，大有转机，仍以提托治之。

制首乌　远志　甘草　党参　皂角针　生黄芪　茯苓　砂仁

再复方　寝食得安，脉象和协，新肌溢然，其痊可待矣。案语简明，惜墨如金，用药稳切，疡科明笔。

水炙黄芪　制首乌　茯苓　谷芽　水炙甘草　川石斛
党参　建莲

青浦孙　脑疽寒热胸闷听按：疡症又夹表邪，痛引腮项，红活高肿，症属顺候，与宽胸化毒治之。

半夏曲　陈皮　藿梗　厚朴　银花　白蔻壳　枳壳
桔梗　扁豆叶

芦墟李　脑疽偏发，是膀胱湿热上蒸听按：以太阳经脉言之，所喜焮肿作痛，皮色红活，可期易溃易敛，拟与清解之剂。

羌活　陈皮　土贝　远志炭　生甘草　防风　桔梗
白蔻壳　荷梗　笋尖

接服方　老年重症，天气酷暑，客旅起居不便，归家调摄，自易向安，姑拟接服方。

生黄芪　土贝　皂角针　白蔻壳　六一散　忍冬花
厚朴　半夏曲　僵蚕　扁豆叶

太仓陈　脑疽愈后，颈项忽起红晕，兼发水泡，此系毒未尽泄，法拟清凉解毒治之。

乌犀尖　西洋参　生甘草　远志炭　牡丹皮　天花粉
川石斛　鲜银花　鲜桔梗

二方清正。

某　颈项疼痛，腐烂高突，四围皆发细瘰，系积热上乘，太阳湿热，阳明湿痰，互结化火，姑拟清化上焦积热。

方缺

某　头巅热疖，未能泄邪，此身热皆成脓之象，辛凉兼理气血可愈。

连翘　犀角　银花　丹皮　元参　甘草　青菊叶

以上二案，俱首项之症，皆湿热风上乘，非脑疽对口也，附于首部以便阅者。

光福金① 　湿热上壅，发为对口。幸其红肿高突，督脉所司，犹为易治。药剂调和，责惟余任。起居调养，总要自司，邪毒不致下陷。

羌活　陈皮　僵蚕　石决　银花　防风　远志　笋尖甘草节

黎里毛　偏对口，较于正者尤重，是足太阳膀胱所主，毒易下注，最难起发。所喜红活高肿，可免内陷之忧。然调摄起居，尤宜自慎。

生黄芪　皂角针　甘草　羌活　远志炭　桔梗　僵蚕防风

唐栖江　正对口，虽较偏易治，但平塌不高，根盘散漫。经所谓：督脉经虚从项发，正此谓也，姑拟托化。

人参　毛鹿角　生黄芪　金银花　角针　川芎　甘草节　鲜笋尖

外症脑疽即是对口，对口者脑疽之俗名。《外科金鉴》集于项部，

---

① 光福金：此前原衍"对口"二字，据底本目录删。

脑烁脑后发集于首部；《疡医大全》另将脑烁脑后发脑疽归一脑部，颇通。将对口另归一门，归项部矣。余思脑烁脑后发脑疽对口，皆生于脑后发际之间，上下不逾分寸之径，症名虽异，所过足太阳、督脉，经络皆同，有何别焉？头为诸阳之首，非火不能煅炼成脓。骨多皮薄，无肉化脓。若化火太过，与脑门最近，肿甚脑气不得流通。脑为肾水之精华，最怕热烁。化热甚则髓热脑烁，神志愤乱，神去则死。此症外科中大险症也，余故将此方案编于首部之首。阅者遇此症，当慎重焉。辛卯仲冬余听鸿谨识。

脑疽对口，发于正者，反易治，何也？因督脉起下，贯脊行于上，故毒气得之，反能冲突高肿，使邪毒不致下流低陷，乃为外发，故多易治。督脉主一身之阳，阳主通，故易化易溃。生于偏，每谓难治，何也？因膀胱之脉起于额，上贯巅顶，两傍①顺流，由项后而下，与疮毒交合下流，故疮多平塌易陷。因太阳膀胱主司寒水，其质多冷多沉，寒主凝塞，故疮难起难发，难化难溃。余听鸿注。

夭疽锐毒

青浦吴　夭疽生于左耳后，是七情所发，最忌毒不外达，多成内陷，急投内托，以冀红活高肿，为顺。

制附子　陈皮　皂角针　姜半夏　甘草　远志炭　僵蚕　白蔻壳

长安周　右耳后锐毒，形坚硬而头伏，是内发之症，颇非轻浅，倘怀抱悒郁，虽有参苓，亦奚以为。

---

① 傍：旁边。

鹿角片　澄香　黄芪　甘草节　远志炭　炮姜炭　陈皮　红花　半夏曲　角针　笋尖

复方　疽头得起，内脓已化，寒热亦解，大有松机，所嫌根盘散漫不收，此元气先虚，未能载毒而出，仍宜温托助阳，渐冀佳境。

鹿角尖　枸杞子　川贝母　甘草节　陈皮　远志炭　半夏曲　皂角针　笋尖

夭疽，生于左耳后一寸三分高骨处。夭者，夭变之象，不得尽其天年，属肝。锐毒，生于右耳后一寸三分高骨处。锐者，锋利之器也，属肺。此二者，头多坚硬，未溃先黑，未脓先腐，臭秽易生，元气易败。此二者皆七情久郁，膏粱厚味，壅热而成，虽属肝肺，部位在太阳寒水之经，其脉从头下项，行身之背，终于足外踝，经脉下注，最易内陷，在骨高皮薄肉少空隙之间，又近脑髓，气多血少，无物成脓，毒不得泄，郁火内燔，煎烁脑髓。故《内经》曰：夭疽，痛大赤黑，不急治，热气下入渊液，循少阳之脉，下胸胁，前伤任脉，内熏肝肺，熏肝肺，十余日死矣。若疡科临症有决，急治得法，尚可十痊五六，倘狐疑不决，挨延时日，不救者多矣。余听鸿注。

骨槽风

上海张　耳后腮项，痛引项骨，是骨槽风也。饮食难进，寒热时作，但此症，初则坚硬难溃，久则疮口难合，宜先与灸法，继以清阳散火汤治之。

牛蒡子　防风　升麻　黄芩　连翘　荆芥　刺蒺藜
白芷　当归　石膏　甘草节

江阴董　腮颐坚肿，寒热作痛，牙关拘急，此系风邪深入骨髓所致。宜与疏解化痰为治。

煨葛根　前胡　青皮　杏仁　僵蚕　牛蒡子　桔梗
甘草　薄荷　茅根

芦墟孟　骨槽风不敛，多骨显露，证已经年，愈非旦夕。

刺蒺藜　川贝母　川石斛　稽豆皮　夏枯草　生牡蛎
地骨皮　天花粉　鲜芦根

又丸方

沙蒺藜　党参　川贝母　女贞子　旱莲草　生牡蛎
白芍　申姜汁泛丸

<small>申姜即骨碎补，一名鲜毛姜，须刮去皮，拣白嫩者捣汁，生牡蛎当水飞用。余听鸿注。</small>

金泽姚　穿腮发破久，积脓成骨，证属肝胃二火所结。拟舒厥阴，兼清阳明治之。

北沙参　丹皮　黑山栀　花粉　甘草　旱莲草　元参
川石斛　知母　申姜

嘉定吴　颧颊抽掣，痛引腮项，此骨槽风之始也。且拟祛风化痰，令其内消为妙。

牛蒡子　防风　前胡　青皮　桔梗　荆芥　僵蚕　茅
柴根

北圻孙　耳前腮颐坚肿，痛彻筋骨。此手少阳足阳明风火所结，始成骨槽风也。拟搜风清火法。

方缺。

唯亭王　颧颐时作抽掣，脉数而弦，此属肝风上扰。宜滋水柔肝，佐以祛风为治。

洋青铅　熟地炭　钩藤　怀牛膝　刺蒺藜　石决明池菊

盛泽叶　骨槽风，久腐孔深，秽水不绝，以致腮穿齿落，是为疡家逆款。勉以刀圭，亦不过稍尽人事耳。

川石斛　白芍　川贝　花粉　丹皮　知母　茜草根料豆　银花

青浦毛　左颊漫肿坚硬，几经两月，渐知隐痛，此酒湿与肝胆之火，互相搏结而成，骨槽风之所由发也。治以清肝化痰法。

青黛　川贝母　苏子　天竺黄　甘草节　桔梗　远志炭　僵蚕　枳椇子

浏河汪　腮颐木肿隐痛，以致牙关不利，此肝胃之火，上循牙龈为疡，是为骨槽风也。

北沙参　川贝　川石斛　生牡蛎　芦根　枇杷叶　桔梗　骨碎补

复方　药合病机，仍从前法。

北沙参　川石斛　骨碎补　生牡蛎　料豆　苦桔梗枇杷叶　旱莲草　芦根

丹徒邱　骨槽风延久，流脓不绝，岂清凉散火所能疗治。老脓成骨，宜补托并施。

党参　茯苓　甘草　知母　元参　川贝　桔梗　瓜蒌仁

常熟萧　骨瘤疽经年，由五志郁结而成。春夏之交，每每出血，恬淡其心，自可延年。如计收功，必须仙手。

北沙参　党参　茯神　川贝　桔梗　海浮石　远志　牡蛎　紫菜

此症部位相同，故集与骨槽风内。

嘉禾杨　骨槽风肿破日久，不能尽消，内已酿脓，宜用中和汤托之。

党参　白芷　藿香　白术　麦冬　甘草　黄芪　桔梗　桂心　白芍　川芎　当归

南翔陈　骨槽风过投寒凉，以致肌肉坚硬，肿胀，皮肤不仁。古人云：非理中汤佐附子不能回阳，非僵蚕不能搜风，即此谓也。如法治之，或可中的。

人参　甘草　制附子　於术　干姜　川贝　僵蚕　蒺藜　艾叶

田泾戈　颊车穴坚硬不疼。此系少阴不足，阳明有余。久延难治，骨槽风之端也。

沙蒺藜　天竺黄　川石斛　桑椹子　旱莲草　女贞子　杜苏子　丝瓜络

某孩

周岁，未得谷味精华，温邪吸入，上焦先受，头面颐颔浮肿，邪与气血混处。刀针破伤经络，温邪内闭，热壅蔓延三焦。昏寐痰潮，舌刺卷缩，小溲点滴浑浊，热气痼结在里。但膏、连、栀、芩，药性直降，竟由胃达肠，而热气如烟如雾，原非形质可荡可扫，故牛黄产自牛腹，原从气血而成，混处气血之邪，藉此破其蕴结，是得效之因由也。夫温热时厉，上行气分，而渐及血分，非如伤寒足六经顺传经络者，大抵热气鸱张，必熏塞经络内窍，故昏躁皆里窍之欲闭，欲宣内闭，须得芳香，气血久郁，必致疡毒内攻。谨陈大意，聊参末议，先用紫雪丹三分，微温开水调服。此一案，本风温时毒症，因骨槽风有六淫外发，七情虚体内发，部位相近。集此条下并参。

夫骨槽风一症，有表有里，有虚有实，外感六淫，内伤七情，膏粱厚味，肝胆火郁，俱能成之。初生之时，耳前及腮颊筋骨隐隐酸痛，牙关拘急，漫肿无头，或红肿焮热，皆少阳风邪深入，阳明热痰壅塞，水亏木旺，肝胆火郁而成，从表邪外发者，尤为易治，祛风化热，消肿化痰可愈。如七情体虚内发者，始则坚硬难溃，溃则疮口难合，多骨漏管易生，元气易败，臭秽脓水淋漓，治不得法，不救者多矣，细思其故，少阳少血多气，脉络空虚，为肝之外腑，《内经》云：风气通于肝，胆附于肝叶之内，于手少阳合为相火，其脉皆行过颐颊之间，由颐下项，易招风邪入内。《内经》云：中于颊则下少阳是也。阳明常多气多血，阳明者热气盛大，上下牙龈属手足阳明，膏粱厚味，积热于中，壅塞血脉，不得流行，风火互结，脉热肉败，则脓成矣，二经之脉，从头走足，经脉下注，从阳入阴，或寒凉太过，凝结难以起发，久则腮穿齿落，莫可挽回。《内经》曰：痈肿筋挛骨痛，此病安生？曰：此寒气之肿，八风之变也。曰：治之奈何？曰：四时之病，以其胜治之愈也。此数语，治法皆在其中矣，况风之为物，遇隙即入，遇物则张其威，遇火助之，流金烁石，遇寒助之，裂地凌冰。所集案中，初起有清阳散火法，疏解化痰法；坚硬有隔姜艾灸法，舒厥阴清阳明法，祛风化痰内消法，搜风清火法；有虚阳上扰，滋水熄风法；久延流脓，补托并施法；久延不消，和中托里法；过服寒凉凝结之回阳搜风法；内闭热壅，芳香开闭疏络法。方虽十七，治法皆备。所谓以其胜治愈也，虽治法皆宗《金鉴》，若不精于疡科，临证不眩，心如夜光之璧①，笔如分水之犀②，岂能心随意到，余之不敢为疡科者，知其难耳。余听鸿注。

一妇，三十余岁，气血素虚，内夹痰饮，咳喘时发。始以肝气入络，流走肢体，或痛或愈，后有气从左胁上窜

---

① 夜光之璧：指心思明静。夜光璧，夜光石，一种在暗处可发光的奇珍异石。

② 分水之犀：旧说犀角中有白纹如线直通两头，感应灵敏。此处指下笔对错分辨清晰。

颊车，引及项侧，左额角抽掣极痛，按之焮热微肿。始皆疑体虚，外风引及内风窜络，骨槽风之见症也。初服清解祛风化痰，胸中痰饮气逆，咳喘俱甚，若以二陈苓桂术甘干姜五味子等服之，喘咳可平，胸膈舒畅，而颊颐痛之更甚，缠绵日久。余曰：肝为风脏，胆为相火。少阳之脉络为水火升降之道路，阴分虚则肝热，虚风上扰，故升之则痛，降则痛止。肝血少，木失涵养，木旺克土，脾失运化，饮食积蓄为停痰积饮，若顾此失彼，非其治也。当柔肝抑木，养荣健脾。治风先治血，血行风自熄之意，用人参、当归身、白蒺藜、潼沙苑、制首乌、阿胶、煅牡蛎、枣仁、白芍、广皮、半夏、茯神、僵蚕、炙草、乌梅之类。服五十剂而愈。余听鸿志。

吾同道某，始起吐泻，服理中止后，舌绛，遍体气窜攻痛，惟背脊两傍痛最甚，抽掣，项后作强。正在太阳之脉，服桂枝法，亦无效。后窜至胁，舌绛口糜，服祛风平肝养血通络，少效。后窜入牙龈，颊车项侧极痛，牙关拘掣不利，躁而不烦，精神惫倦，症颇危险。即服人参、归身、萸肉、白芍、龟版、熟地、阿胶、麦冬、川石斛、女贞等滋阴之品，渐渐痛止。后与余曰：医无成法，此等症医书皆未经见，若此症作骨槽风治之，危矣。余听鸿志。

秃发①疮

上海连　发者血之余，血不上朝，以致发落。此谓秃

---

① 发：原脱，据目录及下文补。

发疮证。宜服补益之剂，方有裨益耳。

熟地　党参　麦冬　白芍　潼沙苑　女贞子　黄芪
玉竹　归头　稽豆　刺蒺藜

又膏方

细生地一两　全当归一两　旱莲草五钱　踯躅花一两

用麻油十两，将前药入油内，熬至枯黑色，去渣。加
黄蜡一两二钱，溶化，收器内。用指蘸擦之。

又洗药方

千脚泥二两　白头翁一两　皂荚五枚　黄连三钱　悬龙
尾一团　胡荽子五钱　青松毛一两　锈钉七枚

用阴阳水煎数沸，布蘸药水揩之。

卷一一三

踯躅花即闹阳花，千脚泥即鞋底泥，悬龙尾即梁上尘。听注。

湖州章　头皮瘙痒，津水淋漓，破结脓痂，此秃发疮
也。宜搜风凉血治之。

川芎　桔梗　防风　山栀　天麻　荆芥　黄芩　池菊
连翘　甘草

木渎李　因剃发而成疮。此系腠理不密，外风袭入。
渐渐毛发脱落，血不朝宗。理气补散并进，庶头童①者而
为黎首②矣。

熟首乌　白芍　党参　归身　佩兰叶　白蒺藜　黄芩
荆芥　甘草　钩藤根

----

① 头童：头发脱落。
② 黎首：指黑发满头。黎，黑色。

横川施　不甚痛痒，渐次发落，未老头童，岂仅血亏，亦属风燥。宜养血祛风。

羌活　菟丝子　归身　干桑椹　枸杞子　川芎　宣木瓜　熟地　明天麻　白芍

秃发疮一症，皆谓胃经积热生风，或谓肝经郁热生风，或谓血热生风，每以清热祛风杀虫之剂治之。实系皆属肝肾不足，三阳经督脉阳气皆虚。何也？肾者精之处，其华在发，女子七岁肾气盛；四七筋骨坚，发长极；六七三阳脉衰，发始白。丈夫八岁肾气实，发长；五八肾气衰，发堕；六八阳气竭于上，鬓发颁白。足少阳脉起目锐眦，上额角。足阳明脉起于鼻之交頞中，循发际，至额颅。足太阳脉上额交巅，其支从巅入络脑，还出别下项。足厥阴肝脉与督脉会于巅，督脉起少腹下，过阴器，反从脊上冲巅顶。《内经》曰：肾气盛则发长，肾气衰则发堕。阳气竭则发白，故秃疮发落，治在肾与三阳也。阳气虚不能卫外，腠理不密，外风凑袭，此为表症，凉血祛风，一法也。血不上朝，气血不得流通，物朽亦可生虫，大补肝肾，外以踯躅花油加润燥凉血杀虫，内外兼治，一法也。血虚风袭，补散并施，亦一法也。未老头童，养血祛风，一法也。四方之中，填补肝肾，俱夹升阳散风之品，养血分而兼通阳，若不考核《内经》，列方岂能如此。名人手泽，传后无惭。余听鸿注。

项　部

猛　疽

濮院徐　颔[①]下猛疽，由外感风热，内伤酒湿，势必酿脓。但此半月，其锋正锐，苟得小脓，便尔易治。

枳椇子　杏仁　川贝　桔梗　牛蒡子　煨葛根　青皮甘草　僵蚕　茅根

猛疽，俗名结喉毒，生于项前结喉之上，呼吸之要道，皆属忧郁化热，或肝肺积热，膏粱炙煿，壅热而成。其势不拘大小，先以散肿软坚，解肌化热，冀其速软速溃，脓泄可保。若误用寒凉，或成脓不针，或肿硬太甚，脓不得泄，咽喉闭塞，呼吸不通，汤饮不入，半日死矣。《内经》曰：发于嗌中，名曰猛疽。猛疽不治，化为脓。脓不泻，塞咽半日死。其化为脓者，泻则合豕膏，冷食三日已。《内经》取名猛疽者，因其来势太猛，倘猛不可遏，命立而倾也，岂可不慎欤。辑存一方，聊备治法。余听鸿注。

夹喉痈

青浦薛　捧喉毒，漫肿无定，根盘红晕，胸闷不渴，似走散之意。勉拟疏解化毒，以图转重为轻。

柴胡　前胡　煨葛　甘草　防风　桔梗　僵蚕　枳壳茅根

---

① 颔：原作"舍"，据文义改。

复方　疏解后，虽溃破，胸闷依然，此内陷之机也。急宜宽胸，以望佳音。

苏子　瓜蒌子　桔梗　广皮　天竺黄　杏仁　白蔻壳　荷叶

再复诊　腐虽未脱，新肌已露，四围红晕略减，脉不数，无寒热，口渴。已见顺兆。一路调养得宜，可望全愈。

党参　川石斛　橘红　陈小麦　黄芪　枣仁　杜谷芽　牡蛎

猛疽，俗名结喉毒。夹喉痈，俗名捧喉毒，又名锁喉毒。治法相仿，其症大异。何也？猛疽在任脉之位，任脉起中极之下，从腹一直上冲咽喉，上颐入目，其脉夹肝肺之积热上升，来势猛烈，恐其阻塞呼吸饮食之险，较偏者易起易溃。捧喉毒生于喉之两傍，在手三阳、足少阳、阳明之位，又兼足厥阴、蹻脉过其间。手太阳脉从缺盆循颈上颊，其病有颊肿、颔肿。手阳明脉过缺盆上颈贯颊，其病有颈肿。手少阳脉出缺盆，上项，从耳后屈下颊，其病颊肿嗌肿。足阳明脉循喉咙，入缺盆，其病有颈肿。足厥阴脉循喉咙之后，上入颃颡。阴蹻脉由足上缺盆，上出人迎之前 _{颈傍夹喉动脉}，入頄①与阳蹻而上，气并相还。足少阳之脉下耳后循颈，其加颊车下颈，合缺盆，其病有颔

①　頄（qiú 求）：颧骨。

肿。夹喉痈足厥阴、足阳明风热毒热上攻而成，因经过之脉太多，气血流散不聚，每坚硬漫肿无头，易于平塌。若外感风热，在表者易治。若膏粱厚味，积热于胃，或忧思郁结，厥阴肝血内亏，少阳胆热上升，在里者难治，即与失营、马刀、瘰疬、石疽等相似。若误服寒凉，平塌内陷；误服补热，毒火壅塞，喉闭不通，变成危症；若寒凉凝结，坚硬难溃，溃则难合，脓水淋漓，延成疮怯，皆医之过也。今辑留一案，始以柴胡疏通少阳，葛根疏通阳明，加搜风解表，一法也。溃后余毒欲陷，轻剂化痰和胃，一法也。溃后毒尽，气血并调，清热化痰，和胃软坚，一法也。存方虽三，治法极密，勿以方轻平淡忽之。若不细考《内经》，临症熟悉，列此三方岂易哉? 余听鸿注。

风 痰

青浦孙　痰毒，势欲作脓，胸烦口渴，须防惊厥之变，又值酷暑相侵，纤小之躯，扶持不易，姑宜末药。

真①珠　牛黄　天竺黄　川贝　辰砂

为细末，钩藤汤下

德清庞　风痰毒。

姜汁制天南星　竹沥炒陈半夏　天竺黄　桔梗　防风荆芥　白蒺藜　荷叶蒂

无锡吴　风痰发于少阳，药以和解。

---

① 真珠：珍珠的别名。

柴胡　钩藤　防风　归身　半夏　陈皮　杏仁　僵蚕
白芥子

刘女　年十六，天癸不至，颈项瘰痰，入夏寒热咳嗽，乃先天禀薄，生气不来，夏令发泄致病，阳气不肯收藏。病属劳怯，不治。

戊己汤去白术。

糜氏　颈项结核，腹膨足肿，肝木犯中，痰气凝滞。

牡蛎二两　泽泻一两五钱　夏枯草三两　半夏炒二两　厚朴一两五钱　橘红一两　神曲二两五钱　茯苓二两　生香附一两

水磨汁泛丸。

气郁痰核。

夏枯草　生香附　丹皮　山栀　连翘　赤芍　郁金
橘红

王十四　脉左数右长，颈项结瘰，时衄。

生地　丹皮　犀角　鲜夏枯草　钩藤　山栀炒　土贝
薄荷

因嗔忿失血以来，致颈项左右筋肿，痛连背部，此郁伤气血，经脉流行失司。已经百日不痊，竟有流注溃脓，延绵之忧。治在太阳少阳。

生香附　夏枯草　薄荷梗　钩藤　丹皮　黑山栀　鲜橘叶　郁金

颈项痰核，不外乎风邪入络，忧郁气结，气血失于流通，凝痰于络。俱在阳明少阳部位，故辑存治表三方，治里四方，质之高明参酌。余听鸿注。

痄腮

苏州查　风痰交滞，结于两颐，发为痄腮，肿痛几及匝月，其势必溃。用加减牛蒡子桔梗汤，以得脓为效。

葛根　僵蚕　桔梗　赤芍　牛蒡子　前胡　甘草　橘皮　茅根

附　额上胀，鼻息不通，牙关颊车开合不利，颐肿，此乃足阳明交会之地，据述，喉肿之后始起。宜从阳明治，而开合不利，是挟风使然。

葛根　犀角　生地　丹皮　杏仁　桔梗　连翘　山栀

痄腮，一名髭发，一名含腮毒，在二阳明之界，手太阳亦过其间，属足阳明胃经积热所致，或风热所乘①，与时毒、风痰、骨槽风等症，同类异名也。若焮肿连耳下者，属足少阳经。若连颐及耳后者，属足少阴经。临症谅人之气血虚实，病之新久，宜散宜补，宜凉宜热，斟酌治之。立斋曰：此症而有不治者，多泥风热，执用寒凉之剂耳。采存二方，亦备一格，与项症中合而参之。余听鸿注。

燕窝疮

句容莫　燕窝疮，色红，热痒微痛，搔破则黄水浸淫成片，由脾胃湿热而成。宜芩连平胃汤主之。

---

① 乘：石印本作"感"。

茅术炭　黄芩　生甘草　橘皮　川黄连　姜汁炒真川厚朴

此即《外科金鉴》成方，色红热痒，芩连苦寒化湿热，又苦以化燥杀虫，合平胃朴术苦以燥湿。橘皮健脾，甘草调中解毒兼和药性，恐苦寒伤胃，脾健湿去，热退痒止，湿尽滋水收矣。以案合之。不必加减，见是病即用是方。可见其用成方之妙。能静①注。

失荣证

元墓董　失荣已溃，愈烂愈坚，不时渗漏血水，脉形皆现虚象，是谓败症。但不可弃而不治，古人立和营散坚丸，最为洽妥，舍此别无他法矣。

人参　熟地　当归　桔梗　升麻　茯苓　白芍　陈皮昆布　红花　白术　川芎　川贝　海粉　甘草　香附

为末，夏枯草膏泛丸。

太仓陈　颈项痰核，推之不动，按之如石，失荣已成。

石决明　新会皮　滑石　甘草　连翘　川贝

江阴顾　症系失荣，由肝气郁积而成，消之不易，全凭耐养为安。

甜葶苈　瓜蒌　川贝　杜苏子　澄香　橘叶

---

① 能静：常州赵烈文，号能静，本书审订者。是一著名藏书家，家有天放楼，藏书号数万卷。

复方　证似轻松，仍以散坚开郁。

青橘叶　通草　蒌仁霜　苏子　川石斛　钩藤　川贝
月石①

又丸方

毛沉香　白芍　茯苓　甜葶苈　川贝　天竺黄　海浮
石　杜橘红

夏枯草汤泛丸。

失荣一症，其名不可思议，大约与马刀侠瘿类同名异
也。失荣皆属少阳忧思郁结者多，外感风邪者少，内损症
也。失荣者尝贵后贱，尝富后贫，处先顺后逆之境，失其
尊荣，郁结而成，故名失荣也。鄙见是否，明家教正。
《内经》曰：尝贵后贱，虽不中邪，病从内生，名曰脱荣。
贵时尊荣，贱时屈辱，心怀眷慕，志结忧惺，病从内生。
血脉虚减，名曰脱营。尝富后贫，名曰失精。五气留连，
病有所并，富而从欲，贫夺丰财，内结忧煎，外悲过物。
然则心从想慕，神随往计，营卫之道闭以迟留，气血不
行，积并为病。《内经》虽概言之，人处先顺后逆之境。
经曰：思则气结。忧愁者气闭而不行，失荣等症成矣。方
书所谓郁则达之，如木郁则达之也。达者通畅流利之义，
不独木也，诸郁皆欲达也。其起之始，不在脏腑，不变形
躯，正气尚旺，气郁则理之，血郁则行之，肿则散之，坚

---

① 月石：即硼砂。有清热消痰，解毒防腐之效。

则消之，久则身体日减，气虚无精，顾正消坚散肿，其病日深。外耗于卫，内夺于营，滋水淋漓，坚硬不化。温通气血，补托软坚。此三者，皆郁则达之义也。不但失荣一症，凡郁症治法，俱在其中矣。若治不顾本，犯经禁病禁，气血愈损，必为败症。故辑五方，质之疡科，须究心焉。余听鸿注。

马刀疬

吴江徐　虚痰入筋络，项侧胀硬，形长如蛤，名曰马刀。证由不足而发，除根非易，兹与煎剂，冀其渐渐消磨。

半夏　昆布　甘草　元参　川贝　夏枯草　左牡蛎
忍冬藤　白芥子

苏州孟　咳嗽遗泄，颈项结核，证属马刀，最忌腐溃。诊得脉寸关微软，尺脉如丝，其为阴虚可证，姑宜毓阴化痰治之。

生地　茯苓　麦冬　牡蛎　米仁　川贝　北沙参　白芍　夏枯草

震泽倪　鼻渊已久，近加项下结肿如李，坚硬。此阴虚体质，又感风热所致。

牛蒡子　杏仁　荆芥　钩藤　元参　桑叶　川贝　夏枯草

瘰　疬

太仓李氏　颈项结核，将成瘰疬。此症多因肝气不和，须情怀宽畅，庶几刀圭有益。

鳖甲　夏枯草　石斛　青黛　海浮石　川贝　天竺黄
料豆　荷梗

高邮缪　项颈结核，沿窜胸胁之间，累累相连，没此
起彼，敛而复溃，此乃肾阴亏，肝阳易动，致因脾土饮食
渐少。宜调养性情，抑肝扶土，慢期奏效。若专于消克，
必致虚怯矣。

党参　川贝　牡蛎　谷芽　沙蒺藜　橘白　料豆　石
斛　黄芪

嘉兴谭　疬破经久不敛，气血亏弱可知，理应益补，
但胸间又见结肿，虚痰滋蔓，延久难图。当益补化痰兼
治，庶溃者敛而肿者消矣。

半夏　橘白　石斛　甘草　竹茹　参须　麦冬　党参
枇杷

蠡野朱　燕窝疬，且与丸方。

京山棱　橘核　连翘　姜汁制南星　天竺黄　海浮石
澄香　白矾

用竹沥水泛丸，八角茶泡汤送下。

唯亭王氏　疬串破久不愈，经止五月，潮热脉数，此
属血海空虚，丹溪谓疬瘰属胆，有相火，而且气多血少，
妇人见此尤忌。若月事以时下，寒热不作，方保无虞。若
变潮热，其症危矣。今拟滋养厥阴，以冀热退经至为愈。

鸡血炒丹参　茺蔚子　银柴胡　白归身　酒炒白芍药

地骨皮　金石斛　天竺黄　川贝　紫菜

青浦周　病在耳后，属少阳所司，开郁化痰为治。

羚羊角　元参　牡蛎　薄荷　海藻　夏枯草　蛤壳
川贝　连翘

常熟俞　先后天交亏，以致表寒骨热，颈项串疬，防
成虚劳。

地骨皮　海螺　鳖甲　米仁　石斛　天竺黄　海粉
茯苓　川贝　元参　北沙参

南京叶　血证时止时来，呛咳忽缓忽甚，病疬焉能得
愈，所谓用药无效，一不治也。

北沙参　紫菀　石斛　茯苓　鲜藕　清阿胶　川贝
麦冬　牡蛎　茅针花　瓜蒌皮

张墓陆　外体虽丰，内本不足，颈项结肿，近加膝胫
痠楚，正合肥人多痰之论。痰盛而气必虚，风邪易凑，搏
于肺经，肝主筋，故令筋缩而肿，初如豆粒，后若梅李，
连续不一，成为串疬，药难旦夕取效，拟清肝化痰以消
息之。

青橘叶　牡蛎　秦艽　茺蔚子　刺蒺藜　天竺黄　川
贝　丹参

疬有三：曰痰疬，曰瘰疬，曰筋疬。筋疬为肝木不
舒，此名筋疬。能静。

接服方　钩藤　橘皮　八角茶　橘叶　川贝　桑椹子
秦艽　续断

盛泽吴　颈间痰疬，久咳不已，怯症渐成。

地骨皮　川贝　牡蛎　元参　杜苏子　北沙参　杏仁　紫菜

苏州李氏　素患痰疬，有溃有不溃，总属虚症。今见寒热食减，经信久睽。足三阴并亏，耐养方得延年。

生地　元参　地骨皮　夏枯草　嫩钩藤　土贝　丹皮　石决明　茅柴根

妇人以血为主，足三阴者，太阴统血，厥阴藏血，少阴藏精。三阴精血不足血脉干涩，经水不通，气郁不行，瘰疬成矣。听鸿注。

江宁彭　瘰疬有风热痰三毒之异，与结核、寒热有殊，其症多生于颈项胸腋之间。形名虽异，总不外恚忿郁热所致。遇怒胀甚，名曰气疬，宜息气调理。今见增[1]寒壮热，咽项强痛，结肿不消。宜散肿溃坚汤加减主之。

京山棱　昆布　当归　白芍　连翘　软柴胡　海藻　甘草　黄芩　花粉　左牡蛎

此方用海藻甘草之反，古人立方，每每有之。甘遂甘草取其反者，可攻蹯踞内之坚痰。甘草海藻取其反者，攻其凝外之坚痰也，如人参五灵，取其相反，正虚血凝，五灵遇人参，其攻瘀之力更速，瘀去正安，恐正气不接，故赖人参之力续之。古人用药如用兵，此激将法也，激其

① 增：通“憎”，厌恶。《墨子·非命下》：“……于下帝式是增，用爽厥师。”孙诒让引江声云：“增当读为憎。”

怒，烈性起，万军坚垒之中捣其窟穴，斩旗枭帅①，立建奇功，何惧坚硬不消也。此东垣散肿溃坚古方加减。能静。

德清袁　耳下子母瘰疬，串至缺盆，推之动，按之有根。属手足少阳二经所发，症在阴分。又见潮热咳嗽，恐成劳怯。

北沙参　茯苓　瓜蒌皮　元参　昆布　甜杏仁　稽豆地骨皮　牡蛎　橘皮

常熟黄　项后两傍结核，日月已深。属太阴寒水所司，外受风邪，与内湿凝结。初忽不知，后方知痛，皮色泛红，有酿毒之兆。理宜温托，不可专事寒凉。

法半夏　陈皮　香附　益智仁　川芎　制僵蚕　姜黄甘草　夏枯草

瓜洲钱　脾虚失运，肝胆气滞，浊痰注于肌肉，成核成疬，消之不易。痰随气行，气顺痰消。宜通阳消浊法。

旋覆花　茯苓　半夏　於术　白芍　白芥子　海浮石桂枝　归身　甘草

无锡谢氏　瘰疬寒热盗汗，脘中瘕聚，红潮失信，大便溏薄，咳嗽食减，春深至冬未痊。此乃郁损成瘰，难治之症。

香附　丹皮　归身　白芍　牡蛎　川贝　茯苓　夏枯草　橘叶　竹茹

---

① 斩旗枭帅：砍倒旗帜，斩其首领。

光福胡氏　颈项结核，寒热盗汗。此乃忧郁不解，气血皆虚。倘若经阻，便难调治。

当归　白芍　甘草　橘皮　茯神　蒺藜　钩藤　南枣

谢胡两案，与叶案雷同。病症相符，未尝不可用成法也。故留之。听注。

又丸方

生地四两　远志二两　川贝一两五钱　白芍一两二钱　西洋参二两　蒺藜二两　川芎二两　茯苓一两五钱　归身二两

外用夏枯草八两　海浮石五两　海藻二两　蛤壳五两干贝四两　生石决五两　煎液泛丸。

嘉禾沈　瘰疬丸方。

制首乌四两　元参四两　薄荷四两　党参三两　生地四两归身二两　白芍二两　天麻一两五钱　嫩防风二两　草节二两川芎一两五钱　肥皂三十锭，十锭炒黑，十锭熬膏，十锭醋炒

炼蜜为丸。两丸方以古酌今，颇有意味。听注。

某　瘰疬之生，胆汁不足也。而木火因之上升，失血咳嗽鹜溏。所谓上传及肺，末传寒中也。滋则碍脾，燥则碍肺，兼顾方稳。

人参　霞天曲　莲肉　谷芽　淡菜　沙参　米仁鲜藕

陈十七　病劳在出幼之年，形脉生气内夺。冬月可延，入夏难挨。由真阴日烁，救阴无速功，故难治。

两仪煎。

朱四三　瘰疬马刀，都是肝胆为病。病久延及脾胃，腹满便涩，舌黄微渴。非温补可服，泄木火以疏之，和脾胃以调之。冀其胀势稍减。

吴萸　川连　生於术　川楝子　炒山楂　厚朴　青皮　黑山栀　椒目

赵氏　瘰疬寒热盗汗，脘中瘕聚，经期不来，大便鹜溏，呛咳减食，春深至冬未痊。此乃郁损成劳，难治之症。

香附　丹皮　归身　白芍　川贝　茯苓　牡蛎　夏枯草

胡氏　头项结核，暮夜寒热盗汗。此乃忧郁不解，气血皆虚。倘若经阻，便难调治。

炒当归　橘皮　白芍　炙草　茯神　钩藤　南枣

沈氏　素有痰火气逆，春令地中阳升，木火上引巅顶，脑热，由清窍以泄越，耳鸣鼻渊。甚于左者，春应肝胆，气火自左而升也。宜清热散郁，辛凉达于头而主治。

羚羊角　黑山栀　苦丁茶　青菊叶　飞滑石　夏枯草

又方　照方去滑石，加荷叶、生石膏。

又　性情躁急，阳动太过，气火上升，郁于隧窍。由春深病加，失其条达之性。经言：春气病在头也。考五行六气，迅速变化，莫若风火。脑热暗泄，而为鼻渊。隧道失和，结成瘿核。夫东垣升阳散火，丹溪总治诸郁，咸取苦辛为法。然药乃片时之效，欲得久安，以怡悦心志为要旨耳。

连翘心　土贝　海藻　昆布　黑山栀　川芎　香附
郁金

屠三四　秋痢半年未愈，瘰坚硬痛，疡脓郁久成热。腑经病浅，可冀其愈。

夏枯草　香附　茯苓　苡仁　川贝　丹皮

陈　躁急善怒，气火结瘿，烁筋为痛。热郁化风，气阻痹塞，则腹鸣脘胀木已克土，当兼健脾开郁。听注。苟非开怀欢畅，不能向安。

土贝母　郁金　海藻　白芥子　夏枯草　瓜蒌皮　山栀　昆布

瘰疬一症，其名虽多，不外乎外感六淫风寒暑湿之邪，内伤七情忧愁思虑之郁。外感者气血未亏，属表属经，阳症易治。内损者营卫已伤，属里属脏，阴症难愈。丹溪曰：瘰疬皆起于少阳一经①。余细考《内经》，惟少阳经有马刀侠瘿。曰：其痈坚而不溃者，名曰马刀挟瘿，急治之。细思其故，恍然而悟。少阳者，风火之腑也，而为相火，风气通肝，与少阳合，故风火先犯少阳也。如伤寒先犯太阳寒水，同气相求易合。因少阳属木，木最易郁，木郁不达，精血内消，水不涵木，相火易升。故瘰疬表里虚实，皆始起于少阳一经耳。《内经》一言尽之矣。虽则

---

① 瘰疬皆起于少阳一经：语出《丹溪心法·卷三》。

起于少阳，如伤寒起于太阳，脏腑六经，皆可传遍，不独少阳一经也，故治疬当分六经。有少阳之风热气郁，太阳之寒湿凝结，阳明之湿痰壅热，太阴之腹胀便溏，少阴之咳嗽内热，厥阴之经阻腹痛，俱有兼症，外症皆由内发，治外当兼治内也。今辑三十余方，治法虽未尽，亦可见其大概矣。方书曰：不犯经禁病禁，如伤寒太阳寒热，误投少阳柴胡，引邪入里矣。太阴之下痢，误投少阴阿胶黄连，即成败症矣，药一错误，岂堪设想。《内经》云：毋盛盛，毋虚虚，损其不足，益其有余。此二者，医杀之，即此意也。如病家调理，自犯经禁病禁，虽名医良药，亦难愈，若有所误，俱成败症，岂可不慎欤。如外治薄贴针砭围灸等法，各有师承，不在立方之内，不揣谫陋，聊作刍言，质之高明。余听鸿注。

附案

琴川东乡，周姓农妇，早寡无嗣，有田面四亩出钱承种完租者谓田面，业主收租者谓田底，夫兄争之不休，忧郁而成胁脘痛，项侧两傍起核坚硬，就诊于余。曰：忧愁气闭不行，思则气结，忿怒则肝火上犯，久则失荣，马刀成后不治矣，幸经水极少未绝，犹可挽回。余劝其将田面让于夫兄，勿因此多累也，纺织亦可度日。惜贫病相连，无资服药。余劝伊无事行坐，默念南无阿弥陀佛可解愁绪，而绝忿争之念，使肝气条达，虚火不升，而可苟延岁月。以鲜芋艿切片，晒干二斤，川贝母二两，姜半夏三两，共为细

末。用淡海藻二两，昆布三两，煎汁泛丸。临卧用雪羹汤
_{淡海蜇三钱，大荸荠五枚}，煎汁送下三钱。再用归脾汤原方，
倍木香，加柴胡、白芍。三天服一剂。经三月余，项块消
软，胁痛止，信水依时，诸恙霍然。后送余紫花小布一
匹，因其诚，笑而受之。若不劝其让产念佛，终日扰嚷不
休，未必不死于郁症也。_{听鸿记。}

　　横泾有王姓妇，因其夫私有外遇，不顾家事，有儿女
各一，男六岁，女三岁。夫妻反目，吵扰不休，气郁日
久，左项坚硬，脘痞胁痛，呕吐腹痛，经阻三月。医皆疑
为妊，后就余诊之。按脉坚硬而啬①，面色青黯无华，岂
有妊娠之理。后其细述家事，气血久郁，防延变内热咳
嗽，不能治矣。问其夫偕来否？曰：在寺前买物，使之先
来，停刻②即至也。其夫来寓，余曰：症由郁怒伤肝，非
妊娠，干血劳，难治矣。察其夫面色略变，徬徨之状，尚
有不忍之心。余曰：若能依我三事，尚可挽回，若不能
依，延他医治之。其夫问故，余曰：一要三月不能出外，
在家代其劳。二要顺其性，倘有加怒，不可违拗。三要殷
勤服侍汤药，调理饮食寒暖。如能依此，一方可痊。其夫
一一遵之，早服归脾丸三钱，晚服逍遥丸三钱，再用归芍
六君汤加二陈、香附、柴胡，一月服十剂。用海蜇、紫菜
等作羹食，调理三月余，项间肿硬已消，月事以时下，夫

① 啬：通"濇（涩）"。此处指脉象闭塞不通。
② 停刻：过一会儿。

妻反好如初。后偕至余寓，拟一膏方，余见之欣喜。所以为医者，团人骨肉，口边功德，不可不积也，若七情郁症，不顺其性，十难愈一二耳。余听鸿志。

常熟某，素性诚实俭朴，完姻数载，起马刀失荣，从耳后项左侧，胀硬如臂，溃破脓水淋漓，咳嗽吐血便溏，大肉皆削，诸谓不治。余曰：白发在堂，襁褓在抱，若弃而不治，于心何安。然贫病相连，家窘不能服药，孙真人谓一不治也。有其内姊丈某，解囊助药资。余璧①诊金，尽心调理，服甘温调脾，便坚咳甚痰多，即用甘凉清润，金土同调，咳减便仍溏，更番金土而治。如斯者三月后，脾胃渐旺，大便稍坚，纳增咳减，后以归脾法加疏通气血之品，再以和荣散坚丸兼服。卧床载余，项肿溃烂亦敛，坚硬全消，起复如故。倘医知难而退，亲戚不肯解囊，亦不治之症。所以为医当尽心，为亲戚当尽力，绝症亦可勉力挽回，亲戚中疾病相扶者，余甚义之。听鸿志。

时　毒

震泽崔　风温热将两候，风阳上扰，以致面浮项肿，温热内炽，阳明热结，而大便不通，热蒸之气，上蒙清窍，神识不清，诊脉左弦而数，右关洪大，舌苔糙黄，略带灰色。此乃时毒大头瘟也。议以疏风清热，兼通阳明，以冀便通热减，是为松机。

---

①　璧：归还（赠礼）。

羚羊片　连翘　花粉　黄芩　枳壳　牛蒡子　薄荷　黑豆　象贝　知母　黑山栀　芦根　竹叶

复方　热势已减，脉象数而稍缓，惟头面红肿未退，舌色干红，有时鼻衄。初起邪在气分，热久渐入营分。风乃天之阳气，温乃化热之邪，两阳熏灼，上焦先病。大便已通，神识亦清，再当清心营，清肺卫，自然渐安。

犀角　鲜生地　花粉　连翘　菊叶　川贝　牛蒡子　马勃　知母　芦根　桑叶　忍冬花露

荆溪张　风温时毒，寒热，颐项肿痛。以冀一溃，证自松矣。

煨葛根　柴胡　杏仁　马勃　僵蚕　牛蒡子　前胡　桔梗　甘草　茅根

上海金　胸项俱肿，寒热无汗，此时毒也，宜祛风达邪为妥。

荆芥　牛蒡子　前胡　青皮　防风　厚朴　贯众　甘草

黎里徐　发成时毒，胸膈不利，咳呛牵引则痛，痰热交滞，肺肝受伤。法宜达邪行瘀，佐以化痰托毒。

柴胡　枳壳　钩藤　苏梗　青皮　杏仁　桃仁　桔梗　葛根　茅根

枫泾秦　风毒已有十余日，毒尚不化，脉数无力，此正虚邪旺之故。宜散邪寓补。

党参　川石斛　僵蚕　生黄芪　桔梗　生甘草　角针

青荷叶

唯亭朱　病因耳项浮肿，是属风邪，寒热胸满，神识不清，是属里热。拟清散之法，以冀热退神清。

葛根　杏仁　防风　橘红　牛蒡子　前胡　桔梗僵蚕

太仓庞　时毒，法以疏散之。

牛蒡子　荆芥　甘草　马勃　杏仁　豆豉　防风　桔梗　蝉衣　贯众　西湖柳　茅根

张　温邪自里而发，喉肿口渴，舌心灰滞，上焦热蒙，最怕窍闭昏痉，苦寒直降，攻其肠胃，与温邪上郁无涉。

连翘　黑栀皮　牛蒡子　杏仁　花粉　马勃　瓜蒌皮夏枯草　金汁　银花露

史　头形象天，义不受浊，今久痛有高突之状，似属客邪蒙闭清华气血。然常服桂、附、河车，亦未见其害。思身半以上属阳，而元首更为阳中之阳，大凡阳气先虚，阴邪上入，气血瘀痹，其痛流连不息，法当宣通清阳，勿事表散。以艾炳按法灸治，是一理也。吾师曰：项之上为阳中之阳，不可轻灸。总要认病真切，可灸则灸之。听鸿志。

熟半夏　北细辛　炮川乌　炙全蝎　姜汁

又　阳气为邪阻，清空机窍不宣。考《周礼》采毒药以攻病，藉虫蚁血中搜逐，攻通邪结，乃古法，而医人忽略者。今痛滋脑后，心下呕逆，厥阴见症。久病延虚，攻邪须兼养正。

川芎　当归　半夏　姜汁　炙全蝎　蜂房

史姓两方，因头肿高突，可知厥阴之脉，与督脉会于巅。恐见此症作风温误投凉药，故特录之，以便临症与时毒并参，勿致温凉错误。_{听鸿志。}

某　风热毒闭项后肿。

竹叶　滑石　牛蒡子　芦根　马勃　薄荷　连翘　黑山栀　川贝　生甘草

经云上焦如雾而象天，头为诸阳之首，诸阳之脉，皆聚于面。风与火为阳邪，上先受之，元首为阳中之阳，与风火同气相求易合。人在风中，如鱼在水中，呼吸出入，赖以养生。贼风虚邪，不能避也。时毒者，四时不正厉疫之气，随风而至。肺合皮毛，鼻为肺窍，天气通于肺，地气通于嗌。或皮毛受邪，或吸之于鼻，传之于肺，或亢热日久，水中之毒蕴之于胃，风气通于肝。少阳，风木外腑，与三焦合为相火。风毒郁于上焦，与诸阳之脉合而为热，天行时疫大头瘟、项肿、时毒等症成矣。膻中者清虚之处，本不能受邪，而最易受邪者，何也？胞络之中，心肺居之，心为君主，肺为相傅，心肺在上，行一身之营卫。风温先犯肺卫，热阻上焦气分，所谓清阳之邪中上是也，急宜轻清辛凉解上焦之邪。若误投温燥，热邪相搏，或大汗伤阴，热邪内陷，传入营分，先犯心主宫城，陷入手厥阴，即神昏呓语，痉厥险症见矣。疫邪厉毒，随人体质而化，有夹热、夹寒、夹湿、夹风之殊，又有上中下三焦之分，传经虚实之辨，辑存一十二方。热在气分者，羚羊等彻之；传营分者，犀角地黄等凉之；邪滞于膈未化热者，厚朴防风等开之；瘀滞者，桃仁青皮等行之；正虚邪旺，参芪等托之；热邪蒙秘，金汁花露等泄之。附厥阴头肿二方，非时毒症，恐温凉误治也。如阳明之葛根，少阳之柴胡，桔梗之载药上浮，参入各有妙用。所以医如上马之将，操舟之子，无一定章程，全在临时变通也。余听鸿注。

附案

常熟塔后孙姓妪，年六十余岁，始因寒热，子媳不暇问。及至六七日，头肿如斗，色红，满面水泡，大者如栗，小者如豆，两目合缝，舌黑神昏，撮空呓语痉厥，皆欲承气等下之。余曰：热邪温毒，先犯上焦。热熏膻中，如烟如雾，无质之邪，蒙蔽胞络。苦寒直达，攻其肠胃，不能及上焦膈中之病，反使高年气弱，乘虚下陷。何如先将细磁拷碎，择锋利者夹在箸头上，扎好。将面上之泡砭尽，用棉拭干滋水，将芙蓉叶、青黛、大青叶、人中黄研磨，鲜菊叶捣汁调敷，干则以菊叶润之。先研至宝丹一粒，井花水调服。再以犀角、羚羊、赤芍、连翘、中黄、栀皮、竹叶、石膏、紫草、忍冬、花露等轻清之剂服之。一周时肿势全消，热去神清，再服白虎加人参汤、竹叶石膏汤，数剂而愈。余听鸿志。

时毒、风痰、乍腮、虾蟆胀、大头瘟等症，大江之南，春夏间最多，治亦不知凡几，能致命未见。惟癸巳冬，见一异症，是冬无雨雪，亢旱而热。某宦上口唇忽起一瘰，某医以谓是疔，用刀挑破，折以药条，外痂结好后，忽面肿，蔓延至头皆肿。群医集至，有云大头瘟，有曰游风毒，有曰疔走黄，有曰面游风，各执一见，病家疑虑不决，方亦不敢乱服，挨延数日，胃气日惫，烟谷不进。后又一医曰，此疔毒窜于络中，非大寒退热不可，犀角、羚羊、金汁、玳瑁等品，另服梅花点舌丹四丸。有友与余言及此症，余素不谙外症，曰：无论大头瘟、疔毒、时毒、温毒则一也，以轻重之间分之耳。然人元气有虚实，体质有寒热，膏粱之体必虚，嗜烟之体必寒，梅花点舌丹香窜，必耗散真元。寒药过度，必损胃阳。热虽退，正气必不支矣。服药后头肿渐退，元气日败，毒陷不起，两目出脓，耳鼻皆流血水，口吐血痰而毙。余思此症，不知如何治法，留质高明，倘遇此症，立定章程，不致病者太惨耳。是冬瘟痘盛行，种过牛痘者，皆出天花，服寒凉药偾事①多者。吾同乡方孝廉令郎二人，一十九岁，一十八岁，余俱以温补养元，托浆，和脾胃，上浆结痂皆顺。虽痘症要先去毒，余思年长衰老出痘，非虚不能受此瘟邪，又兼深冬阳气潜藏，天寒秘蛰，非温补内托不可，若

---

① 偾事：搞坏事情。

在春夏，阳气浮越，小儿体质强壮，有实热，寒凉亦必需也。见病治病，随症立方，是为真的，专信陈言，拘执寒凉，偏于温补，非为上工，瘟毒亦然。余听鸿志。

面 部

目 疡

昆山鲍　眼胞痰核，坚硬不痛，迁延已久，皮色不变，推之移动，在皮里肉外，由湿热痰气郁结而成。拟二陈化坚法，令其消散。

半夏　橘皮　甘草　石决明　僵蚕　茯苓　黄连　车前草

菱湖曹　眼胞红肿，形如椒粒，名谓椒疮，系脾胃湿热所致，姑拟清脾凉血法。

防风　赤芍　白鲜皮　橘皮　厚朴　荆芥　元参　蝉退　连翘　甘草

金坛贾　目大眦睛明穴作痛，微肿，病出厥阴风火，发在太阳经穴，疮势虽小，根源甚深，溃破多致成漏。议疏风清肝，务令消散。

黑山栀　归尾　荆芥　薄荷　连翘　忍冬花　甘草夏枯花

嘉善柳　睛明穴泪液过多，以致目干细涩，时作抽痛，差喜外皮未破。姑与丸药理之，除根不许。

沙蒺藜　北沙参　稽豆皮　潞党参　云茯苓　女贞子

象牙屑　荷叶蒂　九制首乌

芦墟崔　脾胃浊痰，肝经气郁，结于两眼胞，成为结痰，形如豆粒，不痛不痒，似乎小恙，然久积不治，损目之端也。

川贝　天竺黄　苦桔梗　石决明　杜苏子　桑叶　夏枯草　法半夏　新会皮　海蛤粉

桐乡邓　漏睛疮，脓从大眦内出者，例难收口。

党参　归身　茯苓　炙草　熟地　白芍　於术　麦冬　丹皮　地骨皮　桑椹子

蠡野莫　眼胞囷①毒，坚凝不痛，缠绵经年不愈，渐胀垂下，以致目不能视，属脾湿郁热而成，宜凉膈清脾饮主之。

生地　荆芥　连翘　黄芩　煅石膏　生栀　防风　薄荷　赤芍　甘草　灯心

附　清凉方丸洗

石菖蒲　归尾　羌活　杏仁　地肤子　赤芍　胆矾　川连

共为细末，以薄绸包之，如樱桃大。米泔水浸泡。乘热熏洗擦之，勿见尘土为妙。

黎里陈　眉棱骨高肿，坚硬如石，名曰石疽。有失血之虑，宜听其自溃，可转逆为顺。

---

① 囷（qūn 逡）：积聚。

党参　川贝　丹参　牡蛎　茜草　白芍　黄芪

附　围药方

三棱　白及　广木香　郁金　南星　蓬术　青木香
土贝　半夏

复方　眉棱较前愈觉高肿，仍然硬而不软，即使得脓，难免损目之虞。

党参　川贝　阿胶　黄芪　参山膝　白芍　枣仁　茯神　胆星　天竺黄

嘉善范氏　右脉弦数而滑，冲任不足，痰液凝滞空隙之地，溃则多致成漏。时值酷暑，且与丸药理之。

桑叶　川贝　丹参　香附　阿胶　牡蛎　茯神　丹皮

同里袁　睛明成漏，旋发旋平，以属痘后余毒，最难绝源流。

西洋参　地骨皮　甘草　陈皮　夏枯花　川贝　桔梗
银花

某　风温上郁，目赤，脉左弦，当用辛凉散之。

桑叶　夏枯草　连翘　草决明　赤芍

某　失血后，复受烁热，左目赤痛，当以辛凉清之。

鲜荷叶　冬桑叶　生甘草　赤苓皮　绿豆皮　稽豆皮

鲍　秋风化燥，上焦受邪，目珠赤痛。

连翘　薄荷　黄芩　山栀　夏枯草　青荷叶　苦丁茶
桑皮

顾　头额闷胀，目赤。

羚羊角　夏枯草　草决明　山栀皮　连翘　生香附

潘　头面风肿，目起星，是气中热。

羚羊角　夏枯草　薄荷梗　谷精草　丹皮　小生地
望月砂　连翘　山栀

某　肝火上郁，目眶红肿。

连翘　赤芍　鲜菊叶　黑栀皮　苦丁茶　夏枯草

某　目胞浮肿，不饥不运。

桑皮　茯苓皮　大腹皮　广皮　姜皮　苡仁　通草

常熟陈　嗜烟太多，本属阳虚。喝雉呼卢①，通宵不
寐，阴阳倒置，两目晕红，色淡，昼昏夜明，视物有歧。
《内经》云：目者心之使，神之舍也。营卫魂魄之所常营
也。故神劳则魂魄散，志意乱，故阴阳不得合而精明也。
治宜益气升阳，参固神志，安逸调理，可不致气脱失明
之患。

党参　黄芪　柴胡　归身　炙甘　远志　枣仁　木香
茯神　蔓荆子　制首乌

问曰：圣人治病，本无专科。今人分科，反使各立门
户，大失《内经》本旨。师曰：列方本从《内经》，刀针
手法，各有师承。故咽喉疡科眼科，不得不分。答曰：
《内经》《灵》《素》，先论九针，诸科之中，各有妙用。

---

①　喝雉呼卢：形容赌徒赌兴正酣时的样子。也指赌博。雉、卢，古时
摴蒱骰子掷出的两种彩。出自宋·陆游《风顺舟行甚疾戏书》诗："呼卢喝
雉连暮夜，击兔伐狐穷岁年。"

师曰：书者，规矩也。刀针手法，巧也。立方可循规蹈矩，刀针手法各有专归。古时仓公氏以诊圣，仲景氏以方圣，华佗氏以针灸杂法圣，即分专科之始也。大约治病立方，不出内科之范围。譬如治伤寒，不循六经，鲜有不误者也。目者，经曰五脏六腑之精气，皆上注于目为之精。精之窠为眼，骨之精为瞳子_{瞳子属肾}，筋之精黑眼_{黑眼属肝}，血之精为络_{眼中之络属心}，气之精为白眼_{眼白属肺}，肌肉之精为约束_{眼胞属脾}，故瞳子黑眼法于阴_{属下焦肝肾}，白眼赤脉法于阳也_{属上焦心肺}，此数言，五脏六腑，阴阳虚实，寒热标本，皆在其中矣。若泥于五轮八廓，七十二问病，一百零八症，专于此科，徒乱心目。余所辑十九方，眼胞痰核坚硬，以二陈化坚。椒疮红肿，以清脾凉血。厥阴风火，以疏风清肝。泪液过多，目干抽痛，滋水养肝息风。肝脾结郁，眼胞痰核，疏肝化痰软坚。漏睛疮日久，填补肝肾。眼胞困毒，清脾凉膈。石疽坚硬，补托软坚。痘后余毒，清肝养阴。有风温秋燥之辛凉，风热气分之清肺，肝火上郁之凉肝。目胞浮肿，运脾利湿。昼昏夜明，益气升阳。治法皆遵成书，临症自有把握，治外兼乎治内，专科贵乎兼科。所谓循规蹈矩，使人巧也。不但质之疡科于内科，即专科亦有裨益。刀针手法，余少师承，不敢与闻耳。_{余听鸿注。}

耳 疡

宝山鲍　肝气挟湿，右耳胀痛，以疏风胜湿治之。

羚羊角　薄荷　钩藤　连翘　滑石　刺蒺藜　荆芥
池菊　丹皮　竹叶

吴江管　虚阳上升，耳窍塞窒聤痛，是下虚上实，清窍不能流畅，用滋补下焦，使阴火潜伏。

制首乌　白芍　女贞子　灵磁石　料豆皮　沙蒺藜
青黛　怀牛膝　石决明

复方　加党参、牡蛎，除石决明、青黛。

周浦史　肾开窍于耳，心寄窍于耳，肝脉络于耳，总赖肾水滋养，耳得之而为聪，但年已七十矣，失聪不得为病。所患者抽痛，未免肝风内扰，上干清窍，今拟滋水柔肝，以安心神。

北沙参　青黛　茯神　蒺藜　白芍　洋青铅　远志
磁石　石决明　熟首乌

乍浦卢　眩晕耳鸣，水不制火之候，以育阴和肝法。

党参　茯苓　白芍　龙齿　料豆　枣仁　远志　磁石

青浦萧　稚年耳漏，防成聋疾。

生洋参　料豆　元参　石斛　粗药珠　夏枯草　川贝
生甘草

扬州项　肾水虚怯，木郁生风，两耳模糊聤胀，先以清轻泻降，缓商毓阴。

煨葛根　橘红　青黛　石决明　半夏　刺蒺藜　磁石
鲜荷叶

常熟李　肾阴亏损，肝阳上扰，右耳干痛失聪，宜肝肾并治。

六味丸加黑山栀、新会皮、池菊、胆草、钩藤。

昆山冯　耳聋聤胀，是肾阴不足，肝胆郁热上蒸，清少阳郁热，兼以养阴为主。

北沙参　怀牛膝　稽豆皮　花粉　沙苑　制首乌　左牡蛎　荷叶

苏州邵　肾开窍于耳，胆络亦附于耳，凡元虚失聪，治在肾脏，邪蒙闭窍，治在胆腑，乃一定之法也。今年逾六旬，脉形细数，属肾阴已亏，胆火肝风，又复上蒙清窍，致额痛耳聋，脓流不绝，成为聤耳，药非苦寒直降可效。治宜填补下元，滋水制木，徐图见愈。

制首乌　钩藤　远志　怀牛膝　磁石　稽豆皮　茯神荷蒂　潼沙苑

周庄钱　暮年耳痔，形如牛乳，触之，则痛彻巅脑。系肝胃之火上结而成，宜栀子清肝汤主之。

黑栀　白芍　丹皮　甘草　黄芩　归身　川芎　柴胡黄连　石膏

青浦槐　耳痔有年，难期速愈。

青黛　白芍　蒺藜　磁石　山栀　稽豆　石决明　菖蒲　荷叶

复方　耳痔努出耳外，胀痛破伤，犹恐失血，慎之。

生地　川斛　羚角　远志炭　丹皮　茜草　元参川贝

平阳汤　耳后缝间，皮色红裂，时出黄水津津，名为旋耳疮。此系肝胆湿热，拟轻清少阳，并渗脾土。

羚羊角　连翘　赤芍　青蒿　黄芩　池菊　丹皮　米仁　六一散

附　穿粉散

轻粉隔纸炒　炙甲片　铅粉　元黄丹

共研细末，香油调搽。

太仓吴　耳根肿痛，连及颈项，脉弦数，此肝胆之火。拟平降之法，佐以舒郁。

柴胡　栀子　连翘　归身　小香附　青皮　黄芩　元参　白芍　川郁金　抚芎

南汇高　耳门赤肿，痛引牙床，属上焦风热，宜清胃辛凉散主之。

荆芥　薄荷　升麻　甘草　大力子　防风　池菊　白芷　桔梗　白芦根

复方　耳门痛势稍缓，口干，脉细数，宗耳为肾之外候治之。

生地　元参　连翘　酒芩　麦冬　花粉　赤芍　黄连　麸炒枳壳

平湖王　耳内热痒，出水，属肝胆风热上壅，宜清轻凉散治之。

鲜薄荷　夏枯草　钩藤　连翘　青菊叶　石决明　鲜荷叶　丹皮

陈墓张　耳鸣失聪，小便赤涩，此属阴火妄动之候，宗《内经》肾气通于耳。

六味加知柏、肉桂。

石牌秦　耳垂后焮赤肿痛，状如伏鼠，寒热间发。此手足少阳二经风火搏结而成，名为耳根毒，拟仙方活命饮主之。

防风　赤芍　角针　甘草节　银花　白芷　新会　花粉　炒甲片　连翘　土贝

复方　耳根毒，起发易溃，本为顺证。今腐脱新生，理应补益。拟香贝养荣汤主之。

党参　熟地　白术　茯苓　甘草节　归身　白芍　川□　新会　生香附　桔梗　川贝

绍兴冯　脉弦，耳间肿连耳轮，痛，生寒热，名为耳发。已经五六日，难以消散，姑拟托里透脓法。

角针　甘草　青皮　黄芪　白芷　桔梗　当归　银花

复方　耳发肿痛已减，寒热得解，病退之机，此处气多血少，最难腐溃。今疮头孔眼不一，形如蜂房，脓亦易泄，乃顺证也，当补清毒兼治之。

黄芪　归身　茯苓　玉竹　广皮　甘草　白芍　银花石斛　生地

嘉定沈　耳后毒，失于托理，误投寒凉，则毒不能外发耳，遂功耳窍，脓串耳内，以致成漏，宜煎丸并进，可期全愈。

制首乌　女贞子　茯神　麦冬　北沙参　煅牡蛎　白芍　料豆　沙苑

再服十全大补丸。

本城姜　风温上郁，右耳聤胀。

薄荷　马勃　桔梗　连翘　杏仁　通草

浒墅关陆　风木之郁，耳胀欲闭。

羚羊片，夏枯草　苦丁茶　连翘　薄荷梗　黑皮山栀　生香附

高邮毕　气闭耳鸣。

鲜薄荷　杏仁　广皮　防己　苦丁茶　连翘　厚朴　木通

本城庄　暑热上郁，耳聤作胀，咳嗽，当清气分之热。

白沙参　杏仁　连翘　竹叶　六一散

震泽吕　头痛耳鸣，历经三载，脉来弦。肾阴亏损，肝阳上升，兼之梦泄。理宜潜镇。

蒺藜　牡蛎　青铅　钩藤　首乌　稽豆皮　川斛　莲须

某　湿温长夏最多，湿热郁蒸之气，由口鼻而入。上焦先病，渐布中下，河间所谓三焦病也。治与风寒食积迥异。仲景云：湿家不可发汗，汗之则痉。湿本阴邪，其中人也则伤阳，汗则阳易泄越，而邪留不解。湿蒸热郁，发现为黄。熏蒸气隧之间，

卷一

一四七

正如罨麹①之比。斯时病全在气分，连翘赤小豆汤可以奏效。今经一月，邪弥三焦，自耳前后，左肿及右，痈疡大发。夫痈者壅也，不惟气滞，血亦阻塞，蒸而为脓，谷食不思。陡然肉消殆尽，胃气索然矣。商治之法，补则助壅，清则垂脱。前辈成法，一无可遵。因思湿热秽浊，结于头面清窍，议轻可去实之法。选芳香气味，使胃无所苦，或者壅遏得宣。少进浆粥，便是进步。经云：从上病者治其上。《灵枢》云：上焦如雾。非轻扬芳香之气，何以开之。

青菊叶　荷叶边　金银花　象贝母　绿豆皮　马兜铃连翘　射干

煎好露一宿，临服，加金汁一小杯。

某　耳内流脓，昔人为之肾疳，用六味丸加味治。今用其法，兼清少阳。

六味丸加桑螵蛸、黄菊花、山栀、石决明、桑叶、黄柏盐水炒、猪骨髓，芡实粥为丸。

某　舌白，咳嗽，耳胀，口干。此燥热上郁，肺气不宣使然。当用辛凉，宜薄滋味。

鲜荷叶　连翘壳　大杏仁　白沙参　川贝母　绿豆皮

某　先起咳嗽，继而耳聤，胀痛，延绵百日不愈。此体质阴亏，触入风温，未经清理，外因伤及阴分，少阳相

---

① 罨麹（yǎnqū 眼区）：酒曲发酵。罨，被覆、掩盖；麹，同"曲"，酒曲。

火陡起，故入暮厥痛愈剧。当先清降，再议育阴。

苦丁茶　鲜菊叶　金银花　生绿豆皮　川贝母　益元散　鲜荷叶边

某　风温发热，左耳后肿痛。

干荷叶　苦丁茶　马勃　连翘　杏仁　黑栀皮

某　左耳聤痛，舌白，脉数。体质阴虚，挟受暑风，上焦气热，宜用辛凉轻药。

鲜菊叶　苦丁茶　黑山栀　飞滑石　连翘　淡竹叶

某　暑热上郁，耳聤作胀，咳嗽，当清气热。

杏仁　连翘壳　淡竹叶　川贝　白沙参　六一散

宓　头痛，耳聤胀，目微赤。少阳相火上郁。以辛凉清解上焦。

连翘　羚羊角　薄荷梗　丹皮　牛蒡　桑叶

《内经》曰：北方生寒，在脏为肾，在窍为耳。南方赤色，而通于心，开窍于耳。手少阳三焦之脉，而交出足少阳之后，上系耳后，直上出耳角，其支从耳后入耳中。足少阳胆之脉，行手少阳之前，交手少阳之后，其支从耳后入耳中，走耳前，所以耳为肾窍，开窍于心，二少阳皆会于耳。心为离火，肾为坎水，三焦为水火之道路，肝胆为风木之枢机。二少阳合为相火，人为一小天地，火升水降，如日月之东升西没，周流不息也。火亢赖水滋涵，水沉藉火蒸动。离中虚，阳抱阴，坎中满，阴抱阳也，水火不得相离者也。水火升降不调，三焦水火道路秘塞，气机阻滞，云雾不收，龙雷①上腾于天。少阳风从内煽，遇火势若燎原，遇水势如翻海，故风之性，助物为威，耳鸣、耳聍、耳胀、耳根毒等各症见矣。耳之疾，虚则治在心肾，实则治于风火，二言尽之矣。今辑三十六方，心肾风火俱备。虽曰外科，皆出内科手笔，若能心领神会，举一反三，临症未尝无小补耳。余听鸿注。

鼻疡

崇明程　手太阴蕴热，致生鼻疮，理宜清肺。

羚羊片　桔梗　桑白皮　甘草　黑山栀　石决明　黄芩　连翘壳　荆芥　白蒺藜

南浔宋　鼻瘜不利，按脉弦数，此肝阳扰肺，非小恙，最宜养性。

枇杷叶　桑叶　杏仁霜　通草　石决明　钩藤尖　苏子　桔梗　荷叶边

复方　鼻生旋螺，系属肺热。又增咳嗽气逆，脉仍弦大，夏令伊迩，须防咯血。

羚羊　苏子　杏仁　马兜铃　瓜蒌仁　青铅　橘皮芦根　枇杷叶　鲜竹茹

青浦叶　鼻为肺之外候，风温客脑则额痛鼻渊，兼之痰火气逆，姑拟养阴肃肺。

北沙参　冬桑叶　辛夷　钩藤　石决　白蒺藜　川石

---

① 龙雷：即龙雷之火。寄藏于肝肾等处的相火。

斛　料豆　枇杷叶

复方　鼻流黄色浊涕，有腥秽之气，是脑热未楚，仍从前法。但此症久延，必致虚弱，当以奇授藿香丸煎服之，庶几相须奏效。

羚角片　桑叶　辛夷　半夏曲　北沙参　生石决　石斛　蒺藜　枇杷叶　青荷叶

附　奇授藿香丸

鲜藿香八两，研极细末，雄猪胆汁和丸，如桐子大。每服三钱，苍耳子汤送下。

芦墟俞　鼻管焮肿，两傍色紫，脓汁浸淫，痒而不痛。此为鼻蟹疮，系风热客于肺络，姑拟辛散治之。

羚羊角　连翘　黄芩　生牡蛎　夏枯草　青荷叶　池菊　滑石　甘草

北圩庄　鼻痔形如榴子，渐渐垂下，窒塞孔中，有碍气息。此乃肺经风热郁久而成，宜辛夷散肺饮主之。

辛夷　生地　知母　百合　煅石膏　黄芩　甘草　升麻　麦冬　枇杷叶

杭州金　右脉洪数，面鼻起瘰，色紫肿痛，此属肺经血热，致发肺风，但来已久，一时难得痊愈，且与辛凉清解。

荆芥　防风　蝉蜕　白蒺藜　桑叶　桔梗　甘草　黄芩　牛蒡子　杏仁

复方　面鼻皮色稍淡，红瘰依然。宗风淫于内，治以辛凉。

羚羊角　黄芩　生石决　连翘　枇杷叶　生山栀　甘草　白蒺藜　桔梗　天花粉

无锡杨　肺风由手太阴血热上壅，发于面鼻，延及颈项，色赤而紫，热盛入血且深，姑拟祛风凉血之法。

生首乌　秦艽　白蒺藜　花粉　桑叶　大料豆　甘草　细生地

复方　肺风蔓延已定，色淡痛减，仿古人治风先治血，血行风自熄之旨。

生地　桑叶　秦艽　川芎　花粉　当归　黄芩　赤芍　白蒺藜

枫泾顾　肺风兼挟湿热，治以凉渗。

制军　白蒺藜　连翘　玉竹　甘草　苦参　石决明　山栀　黄芩

周庄王　面鼻花刺，系肺热上熏，治宜清肃肺热。

冬桑叶　黄芩　白蒺藜　桔梗　枇杷叶　地骨皮　山栀　石决明　连翘

复方　粉刺搔破，结成白屑，形如黍米，宜枇杷清肺饮主之。

党参　黄连　甘草　黄芩　枇杷叶　鲜①桑白皮

本城俞　咳嗽经时，脉躁。此系肝火射肺，鼻翅腐

---

① 鲜：原作"鲜鲜"。诸本同，据文义删。

碎，并防咳血。

代赭石　苏子　地骨皮　桑白皮　瓜蒌霜　桔梗　枇杷叶

川沙陈　虚热上蒸，鼻渊已久。酷暑之令，难期速效。

北沙参　麦冬　花粉　桑皮　白蒺藜　玉竹　青铅料豆

褚墅闵　肝火刑金，鼻窍郁热，久防腐烂。治以泻肝润肺，庶几见效。

枇杷叶　黄芩　山栀皮　花粉　石决明　桔梗　白芦根　甘草

徽州储　鼻属肺窍，又为气主，鼻中起瘤，防碍气息。古人云：肺经湿热，上蒸于脑，入鼻而生瘜肉，犹如地得湿热，上生菌蕈①也，治以辛夷散主之。

辛夷　白芷　防风　细辛　木通　升麻　藁本　川芎甘草　茶叶

江　积瘀在络，动络血逆。今年六月初，时令暴热，热气吸入，首先犯肺，气逆血涌，强降其血，血药皆属呆滞，而清空热气，仍蒙闭于头髓空灵之所，诸窍痹塞，鼻窒瘜肉，出纳之气，都从口出。显然肺气郁蒸，致脑髓热蒸，脂液自下。古称烁物消物莫如

①　菌蕈：蘑菇。

火，但清寒直泄中下，清空之病仍然，议以气分轻扬，无取外散，专事内通。医工遇此法，则每每忽而失察。

连翘　牛蒡子　通草　桑叶　鲜荷叶汁　青菊花叶

临服，入生石膏末煎一沸。

张会卿曰：鼻病无他也，非风寒外感，则内火上炎耳。外感治宜辛散，内热治宜清凉。知斯二者，治鼻大纲尽乎是矣，此治内症之大概也。惟治外科者，亦不能出此范围。鼻开窍于肺，五味络入鼻，藏于心肺，心肺有病，鼻为之不利也，属阳明，位居中土，脾病者，鼻先赤。伤寒二日，阳明受之，阳明主肉，侠鼻络于口。鼻为肺窍，胆移热于脑，则辛頞①鼻渊。鼻渊者，浊涕下而不止也，相火司天，衄蔑鼻窒，君火司天，衄蔑鼻窒，肺之外症，属火者多，风寒湿兼而有之。肺属金畏火，肺主气，风寒湿壅滞气机。至于鼻疽、鼻痔、鼻瘜、鼻痈坚硬难除者，或风寒郁结，或喜食膏粱煿炙，阳明化热，经络壅塞而成，阳明主肉，故肉坚而不易化也，属阳明者多。肺蛊疮、酒皶②鼻、赤鼻、粉刺、肺风，或酒湿伤脾，脾经蕴热，熏灼于肺，属脾肺者多。脑漏一症，其因有三：或伤于风，或伤于寒，或伤于热，或肝胆之热上移于脑。伤于风者太阳隐痛，其涕清；伤于寒者额隐痛，其涕

---

① 頞：原作"额"，据《素问·气厥论》改。

② 皶（zhā 渣）：鼻尖发暗红色疱点。俗谓酒糟鼻。

外证医案汇编
五四

浊；伤于热者其涕黄浊，腻而臭秽者也。亦有脑髓不固，淋下无度，精气不足，致成虚怯。今录之方，虽曰外症，皆属内因。故治鼻须辨三因，内因、外因、不内外因，辨于指掌，治鼻之法得矣。余听鸿注。

口　部

唇　疡

角里①周　膏粱厚味，热遏阳明，发为茧唇。不治，则成中消之证，后难挽矣。

麦冬　银柴胡　甘草　石斛　黄芩　茵陈　知母　中生地　枳壳　犀角　枇杷叶

梦生草堂亦取此方，此即清凉甘露饮全方也。能静注。

荆溪蒯　阳旺阴虚，膀胱寒水泛溢，脾湿与胃热互郁，郁久化热，热气熏蒸，满口糜烂，延及咽喉，兼以泄泻口臭。姑拟加味连理汤合导赤散治之。

人参　白术　干姜　生地　茯苓　黄连　炙草　木通竹叶

加味连理汤和导赤汤，虽成方，用之极难，脾胃寒热并治之法也。脾为太阴湿土，喜温喜燥。胃为阳明燥土，喜润喜凉。最妙一味黄连，苦降泄热，可以引导赤下行而清胃热，苦以化燥，除湿而坚下。藉理中辛甘升阳助脾，泄泻可止，湿热尽则口糜可除。仲景之半夏泻心、附子泻

① 角（ㄌㄨ 路）里：当作"角里"。古地名，今江苏省吴县。

心、黄连汤、生姜泻心等之脱化也。其中攻补兼施，寒凉并用，为医者能于此法中讲求其理而推广之，考究仲圣方解，操纵在我，用之如鼓应桴矣。余听鸿注。

丹徒褚　小儿鹅口疮，乃心脾之热，兼挟胎热上攻，以致满口皆生白色斑点，作痛，连络咽喉，重重叠起，难于哺乳，煎剂更属难投，且与冰硼散擦之，以去浊涎。

绍兴范　下唇发痒，色红作肿，日久破裂流水，渐起黑盖，去之仍生，旋平旋发。此名唇风，乃足阳明风火凝结而成，拟双解通圣散主之。

防风　当归　连翘　川芎　麻黄　荆芥　白芍　白术
薄荷　山栀　黄芩　桔梗　甘草　滑石　煅石膏

通圣双解中加当归。静志。

塘栖蔡　下唇结肿如核桃，此系唇疽，乃心脾蓄热，宜与清凉。

犀角　丹皮　金石斛　远志　芦根　生地　白芍
茜草

东山潘　唇菌，由心绪烦扰，肝脾气郁而成。此证有失血之虞，不可妄动刀针，宜耐养为主。

川贝　石决明　石斛　青黛　蒲黄　天竺黄　甘草

梅堰陈　阳明火毒，结肿在唇，已经两月，作痒，色黑腥秽，毒盛也，右脉洪数无次，势必穿唇落齿，殊难收敛。勉拟清胃散主之。

生地　鲜石斛　黑山栀　知母　银花　黄连　旱莲草

生石膏　白芷　芦根

某　温邪发热，津伤口糜，气秽。

卷心竹叶　嘉定花粉　知母　麦冬　金石斛　连翘

秦　久热疮痪五六年，环口燥裂，溺涩茎痛。

鲜生地　熟首乌　丹皮　丹参　茺蔚子　银花　地丁
紫草

共熬膏。

唇疡，属阳明太阴，脾胃最多，心肝稍有兼之。经曰：手阳明之脉夹口，足阳明之脉环唇，阳明脉至齿唇也。脾为统血之脏而主肉，其荣在唇，阳明胃脉上入齿中，还出夹唇，下交承浆，下膈属胃络脾，为病有口喝唇胗胗即疡之类也，唇反肉先死。太阴脾脉入腹，属脾络胃，上挟咽喉，连舌本，所以十二经三百六十五度，其浊气出于胃，走唇舌而为味。脾胃大肠小肠三焦膀胱者，仓廪之本，营之居也，名曰器，能化糟粕，转味而出入者也。其华在唇四白，其充在肌，脾为湿柔之土，胃为燥刚之土，脾为之使，胃为之市，市者容受各物者也，使者转运各物者也。喜食膏粱厚味，容受仓廪之中，久郁，阳明壅热，太阴湿热，或夹风火，阻滞熏蒸，随经而发，唇疡成矣。亦有兼于心肝者，何也？督脉贯心，入颐环唇，厥阴之脉循喉咙环唇，肝脉上颊里环唇。心主血，肝藏血，脾胃饮食，中焦取汁变化而赤，是为血，脾胃热则血热，累及心于肝也。今摘九方：阳明壅热，以清凉甘露饮；脾胃湿热之连理导赤汤；小儿胎热之冰硼散；阳明风火之双解通圣；心脾积热，犀角地黄；肝脾郁热之清肝凉血；阳明火毒之清胃散；温邪口糜之甘凉清热；疮痍唇燥，凉血解毒。治唇疡之法，不出脾湿胃热，风与火也，唇疡皆属内因。临症须考其根荄①，立方定其法度。余愧不敏，理难尽宣，惟愿高明，将先哲存方，发其精义而正之，藏余之拙，鄙人之大幸也。余听鸿注。

齿 疡

平望翁　风热发为牙痛，宜祛风清胃。

羚羊　石斛　丹皮　元参　鲜生地　黄芩　荆芥　薄荷　鲜芦根

南京袁　牙疳唇破，阳明毒盛之至，危如朝露。

香犀角　旱莲草　黄连　生地　黑栀　忍冬花　人中黄　骨皮　天花粉

简村张　牙龈肿胀，淡血渗流。虚阳上泛，法以滋降。

熟地　北沙参　石斛　旱莲草　麦冬　怀牛膝　茜草　丹参　炒白芍

太仓杨　牙漏未得痊，又起乳蛾，龈肉宣肿，喜热饮，恶凉，口不臭，右关脉大，两尺细软，此乃少阴不足，阳明有余，邪热稽留于龈肉之内，难免齿蚀，当养性

---

① 根荄（gāi 该）：本义草根。此处比喻事物的根本、根源。

情，不可专取药力。

沙蒺藜　生地　石斛　麦冬　鲜芦根　旱莲草　丹皮　料豆　申姜

山西程　走马牙疳，黑腐内嵌，牙落无血，势必穿唇破腮，五不治①中已见二三。勉拟桂苓甘露饮主之。

瑶桂　茯苓　猪苓　知母　地栗根　石膏　石斛　泽泻　骨皮

常州尤　少阴亏怯，阳明蓄热，致成牙漏，拟玉女煎。

熟地　怀牛膝　麦冬　旱莲草　煨石膏　沙蒺藜　川石斛　知母

本城石　走马疳，缘阳明毒盛，以致肉黑糜腐。经云：穿腮破唇，症属不治②。勉拟煎剂。

犀角尖　牛蒡子　忍冬　煨葛根　鲜生地　鲜石斛　淡芩　薄荷叶　甘草　人中黄

朱家角　癖积毒火，上攻牙龈，寒热腐臭。不数日间，遂致穿腮撼齿。现此恶款，且拟芦荟消疳饮以消息之。

银柴胡　羚羊角　胡黄连　牛蒡子　淡竹叶　元参　甘草　山栀　薄荷　桔梗　石膏

---

①　五不治：证名。指麻风病危重时之五种表现。又名五死，即皮肤麻木不仁，肉死针刺不痛，血死溃烂无脓，筋死肢节脱落，骨死鼻柱坏陷。见《疠疡机要》卷上。

②　穿腮破唇症属不治：出自清·陈杰《回生集》。

泗泾唐　牙根腐烂，秽涎不绝，此属走马牙疳，非轻症也。宜清疳解毒汤主之。

人中黄　银柴胡　知母　防风　犀角　石膏　牛蒡子川黄连　连翘　元参　荆芥

崇明王　牙龈微痛，淡血时流，两手脉象沉数，参此脉证，不独胃火炽盛，而龙雷之火亦复上腾。愚意宗益火之源，以消阴翳之治。

安南桂　怀牛膝　泽泻　知母　石斛　竹叶　车前子赤茯苓

复方　龈腐已定，衄血亦止。引导之法，甚为妥适。仍宗前法，佐以咸降。

申姜　车前　秋石　川石斛　怀牛膝　知母　青盐淡竹叶

此二方大有斟酌。听注。

木渎倪　牙宣迁延失治，腐溃渐开，喜凉饮，不喜热饮，此系邪风凝滞于龈肉之间。治宜清胃为主。

犀角尖　知母　粳米　甘草　人中白　血余　鲜生地青黛　丹皮　石膏　鲜芦根

青浦崔　疳名走马之称，喻其速也，勿可缓治。

犀角尖　川石斛　麦冬　生地　知母　地骨皮　银花枇杷叶

余杭秦　牙蕈形似核桃，坚硬如石，由心胃之火煎熬而成，不可针破，失血难痊。宜耐性调理，可免性命之忧。

　　鲜荷叶　远志炭　丹皮　白芍药　中生地　茜草根
丹参　川石斛

　　附　末药方

　　珍珠一钱　牛黄一分　黄连五分　茧灰五分　蒲黄灰
五分　橄榄核灰三分

　　宝山钟　寒湿化热，致成牙疳，顽腐难脱，失血如
泉，脉来细数。法当清渗阳明，佐以潜降。

　　煨葛根　滑石　荆芥　茵陈　薄荷梗　甘草　白前
丹皮

　　接服方

　　肉桂　石膏　茵陈　车前子　茅根　石斛　丹皮　知
母　梧桐泪　淡竹叶

　　昆山李　钻牙疳①，毒腐未尽，新肌略露，病退之机。
拟清胃解毒法。

　　胡黄连　地骨皮　金石斛　车前子　知母　银花　山
栀　甘草

　　青浦许　牙痛，坚硬作痛，寒热口渴，以致腮颊浮
肿，牙关不舒，系阳明热毒，与风火相搏而成。姑拟祛风
凉胃，使其渐渐收束为妙。

　　防风　连翘　牛蒡子　石斛　荆芥　薄荷　煨葛　鲜

----

　　①　钻牙疳：病名，又名攒牙疳。即指牙根处疼痛，渐有一锐骨从齿龈
处突出，疼痛剧烈的疾病。多见于小儿。

竹叶　山栀　芦根

丹阳曹　牙痈，余毒未楚，经年复发，不可苦寒凉胃。姑拟肾阴调治。

沙蒺藜　料豆　川石斛　申姜　甘草　旱莲草　生地女贞子

南翔刘　牙床肿痛，身发寒热，此风火也。法以疏解。

煨葛根　防风　甘草　僵蚕　元参　花粉　荆芥穗桔梗　橘皮　茅根

陕西黄　牙漏，起已日久，失血过多，肝肾液亏，阳明积热未清。理宜培养肝肾，以解胃热，可图苟安。

怀牛膝　麦冬　女贞子　花粉　金石斛　大生地　白芍　沙蒺藜

青浦陆　牙衄，治以甘凉益胃，佐以滋降。

清阿胶　怀牛膝　白芍　川石斛　青盐　蒲黄炭　料豆皮　茜草　旱莲草　枣仁

陈墓张　牙疳月余，龈肉宣露，补益解毒，兼施之治。

党参　车前子　白芍　橘皮　川石斛　甘草　怀牛膝茵陈　藕节

浒墅关董　牙漏久延，脉形弦涩，证系木旺水亏，阳明热蕴。当顾本为治。

远志　怀牛膝　天花粉　钩藤　料豆　青橘叶　金石

斛　白芍

桑岩韩　牙衄不止，女子之血，熏于冲任，而冲任虚，绕于阳明以致龈肉宣肿。治宜凉胃兼补纳之法，庶几血归其经，不致妄行矣。

怀牛膝　怀山药　茅根　川石斛　女贞子　北沙参甘草　大生地

某　牙龈肿痛，左尺弦搏之象稍缓，水中之火渐戢①。

大补阴丸加犀角、藕汁、生牡蛎、人中白、骨碎补、丹皮、芦根。

某　服药后，血止，而口中之热亦去，亦稍见效矣，而食不加增，脓亦未除，询其所得之证，则自齿中出血之日始，则非一日矣。使投六七剂而扫除痼疾，恐扁鹊谢不敏②也，今姑用王艮诡遇之法③以试之，何如？

炒熟地　夏枯草　黄柏　红曲　骨碎补　小赤豆　龟版　犀角　人中白　野菊根　芦根　白术　旱莲草　生牡蛎　楂炭④　黄蝉

陆　肝风阳气，乘阳明之虚上冒，牙肉肿痛，议和阳

---

① 戢（jí 级）：停止。

② 谢不敏：因自己没有才智而辞谢。常用作谦词，表示婉言推辞。语出《左传·襄公三十一年》："（赵文子）使士文伯谢不敏焉。"

③ 王艮诡遇之法：出自清·陈秉钧《陈莲舫先生医案》。王艮，字汝止，号心斋，又名王泰州，明代哲学家，泰州安丰场（今江苏东台安丰）人，创立传承阳明心学的泰州学派。诡遇之法：不按规矩射猎禽兽。比喻采取非正道方法。语出《孟子·滕文公下》："为之诡遇，一朝而获十。"

④ 楂炭：石印本作"山查"。

息风。

生地　阿胶　牡蛎　天冬　茯神　石斛　旱莲草　女贞子

沈　脉细涩，入尺泽，下元精亏，龙旺火炽。是口齿龈肿，皆下焦之虚阳上越，引火归窟，未尝不通，只以形瘦液少，虑其劫阴，致有疡痈起患，当预虑也。

虎潜去当归、锁阳，加山药、苁蓉、青盐，羊肉胶丸。

胡　厥阳上冲，心痛振摇，消渴齿血，是下焦精损，质重味厚，填补空隙，可冀其效。

熟地四两　五味二两　茯神二两　建莲二两　芡实二两山药二两　人乳粉二两　秋石一两

生精羊肉胶丸，早服四钱。

蔡　恶进谷食，舌干龈胀，不饥，不知味，寤多寐少，皆由疟汗呕逆，都令诸阳交升，胃气不降则不食，阳不下潜则无寐，肝风内震则火生心热。法当和胃阳，平肝气，肝平胃醒谷进能寝矣。

知母　北沙参　麦冬　新会皮　乌梅肉　新谷露冲

胡　脉左弦数，右偏头痛，左齿痛。

黑栀皮　羚羊角　夏枯草花　连翘　鲜菊叶　苦丁茶鲜荷叶边　薄荷

张　太阳痛连颧骨、耳后、牙龈，夏令至霜降不痊，伏邪未解，治在阳明少阳。

连翘　羚羊角　牛蒡子　葛根　赤芍　白芷　鲜菊叶

某　阴亏体质，温热上蒸，齿痛，连及头巅。

用玉女煎。

某　酒客牙宣，衄血痰血，形寒内热，食少。阴药浊味姑缓。

小黑豆皮　人中白　旱莲草　左牡蛎　川石斛　泽泻

某　火郁颠顶，属厥阴，项上结核，龈肿。

犀角　羚羊角　元参　生甘草　知母　连翘　黑山栀
银花　夏枯草

徐　脉细数上出，体属阴虚内热，牙痛后，颊车穴闭口不能张。其病在络，药饵难效，拟进宣通络痹方。

羚羊角　桂枝尖　僵蚕　煨天麻　粉丹皮　黑山栀
钩藤

汪　风热上蒸，龈肿头痛，当用轻清上焦。

鲜芦根　囫囵滑石　西瓜翠衣　生绿豆皮　连翘
银花

齿牙之证，先究上下手足阳明及少阴之经，再考风火虫与湿热虚实之异。牙齿主少阴肾，牙龈主手足阳明。经曰：女子七岁，丈夫八岁，肾气盛，齿更。女子三七，丈夫三八，肾气平均，真牙生而极长。五八肾气衰，齿槁。八八阳气竭，精气衰，齿发不坚，则齿去矣。又云：骨寒热者，病无所安，汗注不休，齿未槁，取其少阴于阴股之络，齿已槁，死不治，骨厥亦然。齿者骨之所终也。邪客于足阳明之经，令人鼽衄，上齿寒。足阳明之脉下循鼻外，入上齿中，还出夹口环唇，下交承浆。手阳明之脉从缺盆上颈贯颊，入下齿中，还出挟口交人中，左之右，右之左，为病有齿痛颊肿。故齿牙虚症，属少阴者多。实症，属阳明者多。虚症者，少阴水亏木旺，龙雷上腾，龈肉宣露、牙衄、牙宣、牙漏、牙捶①、牙菌②之类。实症者，阳明湿火热毒蕴结牙床，骨槽风、走马疳、牙痈、牙疳、牙毒之类。所以虚症治在少阴，实症治在阳明，此二语，治齿之大概也，今摘存三十九方。风火之轻清解散，虚火之咸寒滋降。有清肝热而滋肾水，消阴翳而制阳光，玉女煎清阳明而填少阴，甘露饮清胃热而渗蕴湿，清疳解毒，渗湿填阴，症候错杂，方法之中，兼治、合治、分治、从治、专治，各有妙用。虽云察其专科而任之，然不能出内科之范围。质之诸科，细考先哲治法，融会变通，斯诚善矣。听鸿注。

附治验

常熟寺前毗陵人，木梳店俞姓，年二十余岁，齿衄如注，血流盈碗，面红目赤，脉来虚浮兼数，重按无力，神静不烦，口不秽臭，言语轻微。余曰：此乃少阴龙火上燔，齿热则龈肉离脱，齿缝血出不止，手足清冷，急用肉

---

① 牙捶：病名。指牙根龈肉突出，其形似锤。多由湿热火盛所致。见《杂病源流犀烛》卷二十四。

② 牙菌：病名。系指牙根龈肉肿起，色紫，因其形似菌者故名。多由阳明火炽，血热气滞所致。见《杂病源流犀烛》卷二十四。

桂五分，研末，饭米捣丸，先空心服下，食以糜粥，使其压之下焦，再进甘凉咸寒滋降，导龙入海，再将生附子麝香作饼，贴左足心涌泉穴，一剂血止，两剂脉渐敛，手足转温，起复如常矣。听鸿志。

舌疡

常州马　心脾蓄热，循经上冲舌本，遂舌下血脉胀起，状如小舌，故名重舌，宜清胃散主之。

升麻　黄连　丹皮　生地　连翘

桐乡张　痰包由心脾不和，湿热上壅，生于舌下，形如水泡，软而微痛。针破出水如蛋清，以二陈汤主之。

陈皮　半夏　茯苓　甘草　黄连　黄芩　薄荷　生姜

《外科正宗》加味二陈汤，即此方，生姜乃学山先生①所加也，《梦生草堂》②亦此方。能静注。

青浦卜　重舌系心脾蕴热，上延舌本，以致舌下胀肿，有妨饮食，症属险候。外用针刺以泄血，内服凉剂以解热，漫冀转败为功。

犀角　生地　丹皮　连翘　山栀　牛蒡子　淡竹叶甘草　人中黄

宝山胡　痰包久延不愈，先后天并亏，法当脾肾双补。

---

① 学山先生：颜光敩，字学山，清代人，康熙进士，授检讨。
② 梦生草堂：书名，已佚。

用六味、四君并进。

濮院徐　心脾有热，以致上腭生痈，形如梅核，微有寒热，此系实火。宜黄连解毒汤，佐以紫雪噙化，此证不可妄用刀针。

黄连　黄芩　黄柏　黑山栀　桔梗

青浦龚　舌疔由心脾火盛，舌发紫泡，形如豆粒，坚硬作痛彻心，寒热类疟，宜泻火清心为主。

黄连　黄芩　连翘　银花　黑栀　地丁草

虎邱王　舌菌之形，头大蒂小，突如莲子，状若鸡冠，舌不能伸缩，或裂出血，仍然坚硬，有妨饮食，难治之证也。因心绪烦扰则生火，思虑伤脾则生郁，郁极火盛，则怒芽逆发矣，今以导赤甘露饮，作支持之计，倘能悦性怡情，胜乞灵于药石也。

犀角尖　木通　生地　知母　石斛　银柴胡　茵陈
甘草　黄芩　麦冬　枇杷叶　淡竹叶

震泽吴　舌上生孔，细如针尖，大如箸头，孔色紫黑，失血如泉，此系心火上炎，以致血热横行，而致舌衄，急拟升麻汤，兼搽必胜散，可免腐烂之虑。

升麻　小蓟草　生地　炒黑侧柏叶　艾叶　寒水石
荷叶　茜草

附　必胜散方

炒蒲黄　螺青

共研细末，搽患处。用盐汤漱口。

此症《奇方类编》用淡豆豉三升，水三升，煮沸，服一升，日三服。又《葛氏方》，舌上血出如箸孔者，用巴豆一粒，乱发鸡子大，烧研细末，酒下。<small>能静注。</small>

松江俞　心火妄动，痰随火结，舌下红肿作痛，生成痰包，以清火消痰为主。

川贝母　蒲黄炭　杏仁　桔梗　苏子　天竺黄　远志炭　石斛　竹茹

复方　舌下紫泡已瘪，惟胀痛不减，火结痰涩，骤难清楚，仍宗前法。

陈胆星　刮橘红　川石斛　苏子　川贝　瓜蒌仁　车前子　蒲黄炭　射干

宜兴汪　平素好饮，湿热上壅，遂令舌肿，名曰紫舌胀。脉形弦大，温燥难投，且议生津滋降，未识妥否。

大生地　柏子仁　瓜蒌皮　石斛　车前子　枳椇子莲子心　葛花

盛泽金　上腭痛，心脾郁结所致，成脓最易，收口极难，延久必成多骨。

川贝母　连翘　料豆　花粉　芦根　夏枯草　甘草桔梗　石斛

荻塘陶　舌本属心，舌边属脾，二经郁热，则舌本作肿，发为舌菌，最难调治。姑拟清凉豁痰，未许必中病机。

石斛　天竺黄　川贝　远志　茯苓　石决明　蒲黄

梅堰邱　上腭肿痛，缠绵半载，形如马乳下垂，坚硬不溃，系手足太阴湿热而成。延久，恐鼻中流红，便难治矣。

洋参　白芍　远志炭　茜草根　川贝母　真珠粉　石决明　蒲黄炭

嘉善张　颔下肿痛，是风痰结聚，防发重舌。

防风　桔梗　前胡　杏仁　茅草根　荆芥　马勃　僵蚕　牛蒡子

德清蒋　木郁生风，舌本作痛，用柔肝苦泄之法。

羚羊角　连翘　石决明　杏仁　夏枯草　薄荷　黑山栀　池菊

附　末药方

珍珠　牛黄　青黛　灯草灰　茶箬灰

共研细末，抹患处。

川沙张　舌裂起泡，遇夏即发，属阴不制阳。

熟地　石膏　怀牛膝　麦冬　知母　金钗石斛

武康余　舌下吊痛，痛引头角，乃心脾火郁上冲之症，最难调治。

沙蒺藜　天竺黄　车前子　远志　灵磁石　青荷蒂　怀牛膝　蒲黄

某妪　近交秋令，燥气如临，先伤于上，是为肺燥之咳，然下焦久虚，厥阴绕咽，少阴循喉，往常口燥舌糜，是下虚阴火泛越，先治时病，燥气化火，暂以清润上焦，其本病再议。

白扁豆　麦冬　玉竹　白沙参　甜杏仁　象贝母　卷心竹叶　冬桑叶

糯米汤煎。

复方　夏热秋燥伤津，阴液更伤，口齿咽喉受病，都属阴火上乘，气热失降使然，进手太阴清燥甘凉方法，甚安。其深秋初冬，调理大旨，以清上实下，则风息液润，不致中厥，至冬至一阳初复，再议。

燕窝菜　甜梨　人参　九制熟地　天冬　麦冬　黄芪皮　五味子　炙黑甘草　云茯神

吴　脉弦小数，形体日瘦，口舌糜碎，肩背掣痛，肢节麻木，肤燥瘙痒，头目眩晕耳鸣，已有数年，此属操持积劳阳升，内风旋动，烁筋损液。古有壮火食气，皆阳气之化。先拟清血分中热，继则养血，息其内风，安静勿劳，不致痿厥。

生地　元参　天冬　丹参　犀角　羚羊角　连翘　竹叶心

丸方

何首乌　天冬　生白芍　黑芝麻　冬桑叶　女贞子　茯神　青盐

张氏　失血，口碎，舌泡，乃情怀郁勃，内因营卫不和，寒热再炽，病郁延久为劳，所喜经水尚至，议手厥阴血分主治。

犀角　金银花　鲜生地　元参　连翘心　郁金

季　老年情志不适，郁则少火变壮火，知饥，脘中不爽，口舌糜腐，心脾营损，木火劫烁精华，肌肉日消，唯怡悦开爽，内起郁热可平，但执清火苦寒，非谓情志内因郁热矣。

金石斛　连翘心　炒丹皮　冬桑叶　川贝　茯苓

接服方　养心脾之营，少佐苦降法。

人参　川连　炒丹皮　生白芍　小麦　茯神

许　厥阴少阴脏液干涸，阳升结痹于喉舌，皆心境失畅所致，药无效者，病由情怀中来，草木凉药，仅能治六气外来之偏耳。

熟地　女贞　天冬　霍山石斛　茯神　柏子仁

杨　浊饮，频饥，溲溺浑浊，此属肾消，阴精内耗，阳气上燔，舌碎绛赤，乃阴不上承，非客热耳。此乃脏液无存，岂是平常小恙？

熟地　萸肉　山药　茯神　牛膝　车前

唐　鼻煤①，唇裂，舌腐，频与芩连，热不肯已，此病本轻，用药重于攻击，致流行之气结闭不行，郁遏不通，其热愈甚，上则不嗜饮，不纳食，小溲颇利，便必管痛，三焦皆闭，神昏瘈疭有诸。

连翘心　鲜石菖蒲汁　川贝母　杏仁　射干　淡竹叶

① 鼻煤：鼻孔干燥、黑如煤烟的症状。

唐　脉左沉小，右弦，两足腰膝无力，舌本肿胀，齐颈轰然蒸热，痰涎涌出味咸，此肾虚收纳少权，督脉不司约束，阴火上泛，内风齐煽，久延痿厥沉疴，病根在下，通奇脉，以收拾散越之阴阳为法。

虎潜去知、柏、归，加枸杞、青盐，羊肉胶丸。

何　脉沉，目黄，舌肿，周身四肢疹发，胃痛，肢末皆肿强，遇冷饮凉即病，此久伏湿邪，阳气伤损，议温气分，以通周行之脉。发疹舌肿能用热药，时医不多。

川乌头　生白术　桂枝木　茯苓　半夏　姜汁

艾　上焦之病，都是气分，气窒则上下不通，而中宫遂腹热气蒸灼，喉舌疳蚀，清气之中，必佐解毒，皆受重药之累瘁。

银花　川贝　马兜铃　连翘心　川通草　白金汁　活水芦根汁

治病先按经络虚实，如用兵先按纪律阵法。临时变化出入，皆在于人。《内经》云：经脉者，所以能决死生，处百病，调虚实，不可不通。夫舌者心之苗，脾之本也，心脾肾三经之脉俱走其间，此三经为病最多。手少阴心之别脉，名曰通里，循经入于心，系舌本。心气通于舌，心和则能知五味矣。脾气通于口，脾和则能知五谷矣。心与脾虽分二窍，实合为一窍也。足太阴脾脉，上膈，挟咽，连舌本，散舌下，为病有舌本强，舌本痛。足少阴肾之脉贯肾，系舌本。足少阴肾之脉上系于舌，络于横骨，终于会厌。足少阴为病，有口热舌干，咽痛。舌者，声音之机也，悬雍者，声音之关也。重舌，刺舌柱以披针也。膀胱移热于小肠，鬲①肠不便，上为口糜。故舌之症，皆从内发，为病最速，性命立倾。为内科者，岂能不慎重欤。今辑舌症三十二方，虽不能分条晰缕，总不能离乎心脾肾三经。心经之热，以苦寒折之；肾经虚火，以咸寒降之；脾经湿痰之渗湿化痰；营分血热之清营凉血。在上焦者，用药轻清，在下焦者，用药柔腻。一方之中，有一方之妙用。先哲手泽，满纸玲珑。鄙人管窥之见，理难尽述。按经索治，割裂经文而为之论。惟愿高明心领神会，发其精义，斧削翻刊，亦鄙人之大幸也。余听鸿注。

附治验

常熟东门老塔后，卢姓太太，是晚至寓就诊。脉来浮数，满口出血盈碗。彼自谓出血齿缝，余灯下观之，血凝满口，不能清切，以齿衄治之，投以玉女煎，阳明少阴合治。明日出血更甚，邀余就诊其家。脉仍浮数，满口血糜模糊，吐血满地。余令其用凉水漱口，将血拭净，细看其齿龈不胀，并无血出。见其舌上血衣一层，用箸拨开，舌衄如注，舌上小孔无数，皆如针头。余曰：此乃心脾郁热，血热妄行，舌衄也。急用蒲黄、槐花炭，研末敷之，进犀角地黄汤，加蒲黄炭、中白、青盐，咸寒滋降等品，

---

① 鬲：通"膈"。《素问·风论》："食饮不下，鬲塞不通。"

合四生饮，一剂而止。所以诊病若不细心，仍作齿衄，治之不效，血出过多，危险难说。

常熟冲天庙贡某，先因湿温，漫热不寒，脉来滞涩，胸脘痞阻，溲赤作哕，邀余诊之，以温胆汤加入淡渗苦泄之品，不能速效。病家又延某，即病者之至友也。病者商于医曰：若能下去宿垢，腹中痞阻可松。某徇病人之情，即用凉膈散数钱，于剂中纳瓜蒌仁、元明粉下之，皆稀粪。明日漫热不止，腹内仍痞不舒。某因下之不效，某代延其师诊之，仍用瓜蒌、芒硝、枳实等下之，不效。后两颔作胀，舌涩，言语不清，停二三日，汤饮不能下矣，举家惊惶。其兄贡某来寓，商之于余，余再往诊之。已有疡科某诊过，方案中云：舌卷囊缩，鞭长不及马腹，不治之症矣。余脱病人裤，视其肾囊，趴①而不收，并不缩，燃灯细视其舌，肿而且厚，虽短不瘪，以指扪之，硬强无津，惟饮不能入，语不能出也。各人纷纷议论，或云肾津告涸，非人参五味不可救。或云非生地、阿胶不能滋。余曰：此乃非津竭。如津竭舌缩，其舌瘪，皮皱，色紫，颔下不胀。余扪其舌，强硬而厚，此乃热陷心脾，重舌、舌疔之类也，《内经》重舌，刺舌柱以铍②针也。《外科金鉴》云：重舌等将针刺其舌，血色红者生，色黑者死，非针刺不可。阿胶、生地、人参、五味有虚实霄壤之殊。他

---

① 趴（zōng 宗）：古同"纵"。
② 铍：原作"披"，据《灵枢·终始》改。

人皆曰：若云好刺，更妙，非君不可。余曰：事已在急，虽非外科，且从权耳。将针一枚，用竹箸一只，劈开，夹在其中。用线扎紧，露锋二三分。按舌刺之七八处，以纸拭之，血色尚红。后再刺之，见舌上有白泡，以指掠出看之，脓也。再尽力按之，脓渐溃出。进清热消肿之方，当夜喉间渐松，渐能进饮。数日渐消，能进稀糜，后起手臂伏兔等处流痰数块，余曰：即请疡科治之。后延疡科治月余，皆曰脓尚未成。有江阴戚彦卿先生来常熟，荐其诊之，曰：脓皆成熟，若不开泄，伤筋烂骨。彦卿一一开之。进以补托，数月而痊。所以若遇内外兼症，内外科各相推诿，拘延时日，鲜有不误者也。余听鸿志。

咽 喉

苏州张 肾阴素亏，肝阳上升，喉间红肿作痛，名曰喉珠。证属延绵，最难速愈。

北沙参 稽豆皮 烊硼砂 青铅 蔗浆 青橘叶 瓜蒌霜 黑山栀 川贝

复方 自服药以来，胃气颇健，喉痛得减，惟痰涎频吐。总属肾阴亏而痰涎上泛。当舍标治本，庶有愈期，不可作喉医治。

潼沙苑 洋青铅 真青盐 怀牛膝 川贝 瓜蒌霜 稽豆皮 金石斛 烊化硼砂

蠡墅陆 咳嗽声嘶，咽干，舌绛无津，会厌不利，难耐酷暑，名曰喉癣。拟用汁法，以延交秋令生金，再商调补。

甜杏酪　糯米露　荷花露　梨汁　银花露　茅根露
枇杷叶露　蔗浆

高淳陈　乳蛾红肿，法宜清散。

前胡　防风　牛蒡子　花粉　杏仁　荆芥　桔梗
甘草

黄山邹　喉痹多年，反复不痊。当从肺胃清理，证可
不复矣。

北沙参　麦冬　橘白　官燕　瓜蒌霜　川贝母　茯苓
烊化青盐

南翔董　喉间点蕾，舌底紫泡。此属君火不潜，虚阳
上越所致，脉来并无数象，不可苦寒直折，拟清养滋
降法。

北沙参　柏子仁　车前子　龟腹版　瓜蒌霜　川石斛
莲子心　川贝母

石门田　远年①足疡，营卫两亏，阴涸于下，阳炽于
上，以致咽喉痛痹，妨碍纳谷，咳嗽音哑，脉来细数。拟
以润降清肃，后商固本。

枇杷叶　竹茹　芦衣　甜杏仁　瓜蒌霜　石斛　苏子
川贝母

复方　阴损三年，入夏咽痛，拒纳，润降清肃之后，

---

① 远年：犹多年。

声音稍亮，胃气渐苏，以开音润肺法。

南花粉　金钗石斛　苏子　北沙参　芦衣　囫囵川贝
杏仁　鲜枇杷

又复方　清肃后，咳呛喉痛，渐次平复。惟足疡未
愈，乃血气未充之故。仿甘缓一法，使阴阳和协，外疡
自愈。

北沙参　石斛　苡米　桑白皮　生地　麦冬　龟版
甘草　茯苓　糯稻根须

杭州邵　喉间痹痛，湿火上升，乃平昔嗜酒所致，拟
醒酒利湿治之。

枳椇子　葛花　花粉　陈皮　麻仁　石决明　槐米
茯苓　泽泻

濮院唐氏　经漏带下绵绵，腰膝酸软，乃冲络虚，手
少阳三焦之火上循于喉，结为喉癣，误投寒凉，痛反甚，
食物有碍，当以温冲任，喉疾带下，可均治矣。

丹参　茺蔚子　川石斛　白芍　菟丝子　柏仁　女贞
子　枸杞子　川贝

嘉善张　喉痹遗泄，水亏木旺，当以甘凉益坎滋木。

生地　麦冬　茯苓　丹皮　北沙参　黄柏　芡实　知
母　柏子仁

苏州彭　英年内亏，肾液不藏，君相之火上越，以致
喉间红肿，蕾斑密密，纳物不利，成为喉痹，最不易治，
又兼课读勤劳，心志愈耗。即施咸降之法，亦不过片时之

效，欲得全瘥，以怡悦心神为要旨。

北沙参　穭豆皮　花粉　官燕　柏子仁　人中白
青盐

陈墓张　喉痹。

苏子　川贝　钩藤　姜汁　百药煎　马勃　竹沥
童便

太仓周　咳嗽喉痹。

人乳粉三钱　川贝二钱　人中白三钱

梨汁送下。

震泽倪　肝气上逆，会厌不利，渐成梅核膈。

代赭石　远志炭　月石　钩藤　百药煎　杜橘红　苏
子　花粉

横泾王　风痰结聚，咽嗌肿绕于外，喉间白粒，形如
瑞雪，名曰肺花疮，治宜清理肺热。

羚羊角　连翘　花粉　牛蒡子　荆芥　薄荷　桔梗
甘草

芦墟卞　秽浊上受，咽喉肿痹，拟芳香逐秽。

佩兰叶　马勃　山栀　牛蒡子　青藿梗　卷竹心　连
翘　桔梗

洋城沈　喉痹经年，药难奏效，全恃怡情，胜于
苦口。

枇杷叶　青橘叶　杏仁　柏子仁　花粉　北沙参　瓜
蒌仁　青盐

黎里秦　咽喉红肿微痛，不寒热，口渴。此属肝胃气逆，当以清胃平逆治之。

青葱管　新绛　元参　橘红　薄荷　白芦根　连翘

常熟褚　少阴之脉，上循喉咙，虚阳上亢，水不制火，喉肿如虬^①，时现时伏，名为喉珠。此属浮游之火，姑拟滋水一法，俾龙潜火息。

大生地　怀山药　茯苓　川贝　人中白　柏子霜　北沙参　丹皮　麦冬

周庄盛　温痧咽痛，肺胃受毒，毒从风化，宜祛风肃肺。

牛蒡子　连翘　防风　马勃　甘草　山豆根　杏仁桔梗　荆芥　茅根

青浦毛　咳嗽，微寒热，音哑喉痛。证属风热伏肺，法宜凉散。

牛蒡子　前胡　薄荷　杏仁　芦根　山豆根　象贝元参　甘草

唐栖姚　咳嗽咽痛，风痰闭肺。

山豆根　薄荷　元参　黄芩　杏仁　紫苏叶　橘红姜汁

南浔张　咽喉是少阴循经之处，干而不痛，是为喉痹。非外感之症，未易图治。

① 虬（qiú 求）：盘曲，卷曲的样子。

生地　熟地　甜杏仁　川贝母　麦冬　天冬　茯苓
瓜蒌霜　生鸡蛋清　糯稻根须

苏州蔡　风温咽痛，清散为主。

牛蒡子　荆芥　薄荷　杏仁　橘红　苏子　连翘
茅根

东山孟　咽喉肿痛，形似蚕蛾。是肺胃风热久延不
愈。宜滋养清散，不可过凉抑遏。

北沙参　花粉　杏仁　橘红　连翘　绿豆芽　川石斛

吴江徐　双乳蛾较单虽易，然寒热头痛，脉浮胸闷，
防发烂喉痧。

牛蒡子　花粉　荆芥　茅根　前胡　苦杏仁　防风
桔梗　甘草

无锡王　按尺脉无力，肾水亏损，虚阳逆冲于上，以
致喉间肿痹，舌根芒刺。系少阴脉循喉咙，系舌本，俱系
心火所司。法拟滋水降纳虚阳，俾渐渐向愈。

北沙参　麦冬　炙橘叶　川贝母　柏子仁　茯苓　莲
子心

附　吹药方

牛黄五厘　珍珠一钱五分　灯灰草五分　天竺黄五分　朱
砂四分　川贝母一钱二分　人中白五分

青浦吕　喉蛾。

北沙参　麦冬　花粉　龟版　百药煎　稽豆皮　川贝
丹参

附 继拟噙化丸方

珠粉五分 梅片三分 瓜蒌霜五分 孩儿茶五分 月石五分 青黛二分 灯心灰五分 乌药炭三分 橄榄炭五分

炼蜜为丸。

太仓沈 阴虚喉痹。

北沙参 麦冬 花粉 龟版 川贝 稽豆皮 柏子仁 元参

新市汪 真阴虚弱，津液不能上供，咽干起瘰，妨碍饮食，是为喉癣，非轻候也。

中生地 麦冬 花粉 石斛 玉竹 百药煎 北沙参 柏子仁

桐乡张 下焦阴火，上灼肺金，以致咳嗽咽痛，酿成喉癣，故宜清肃降纳法。

紫菀 石斛 杏仁霜 苏子 通草 桔梗 芦衣 瓜蒌霜

蠡墅陈 阴火上浮，喉痹妨食。

沙蒺藜 川贝 茯苓 知母 丹皮 瓜蒌霜 官燕 黄柏 苏子 川石斛

安庆戴 老年肝肾液涸，阳升无制，结罿喉间，有翻花①之势，并防失血，此系内伤心志，非宽解怀抱，难于奏捷。

---

① 翻花：指咽喉部有物翻出或挺出。

制首乌　车前子　川贝　远志　怀山药　石决明　稙
豆皮　芦根

附　吹药方

珍珠四分　金果兰炭五分　黄绢灰四分　川贝四分　牛
黄二分　橄榄炭三分　蒲黄炭五分　青黛二分　冰片二分

共研细末。

南翔鲍　心脾实火，被外寒所遏，痰涎壅塞，咽喉作
痛，音哑言謇，舌出不收，时时搅动，常欲以手扪之，名
为弄舌喉风，外用针刺少商，内以清咽利膈为主。

连翘　薄荷　元参　大黄　防风　桔梗　荆芥　甘草
黄连　黄芩　芒硝　山栀　银花　牛蒡子

此凉膈散加味。

南京凌　口内生肉球，有根如线，长计五寸，吐之乃
能纳食，掐之痛彻心臆，此属异症，治无成法，议清心开
窍法。

犀角　连翘　薄荷　生地　丹皮　鲜石斛　当门子
甘草　人中黄

此证载《奇方类编》。然则用麝香当门子一钱，研细，
开水服之，三日自消。先生合犀角地黄意，加以清心解毒
之品，云治无成法，先生胸中早有成竹，何其谦哉！使余
读之，肃然起敬。听鸿注。

嘉兴陆　咽喉生疮，层层如蛇蜕鱼鳞，不觉痛楚，日
久有窍流出臭水，饮食渐减，证属怪异，本非顺候。姑拟

煎剂，以探消息。

　　臭橘叶　山栀　青黛　荷叶

　　臭橘，《纲目》名枸橘，是种为篱藩之橘橙。此证载《夏子益奇疾方》，用臭橘叶一味煎服。先生治病，每以成法成方，不敢私心自用。案中所云，以探消息。不比今时症未看透，妄书一方，以探消息等语，大不相同。此二案，先生学有本源，谦和谨慎，年高德进，岂虚语哉。余读之，赪①颜汗脊。听鸿注

　　本城易　肺胃蕴热，积久生痰，外受风邪，塞窒会厌，哑不能言，痛楚异常，渐渐牙关紧急。证属至险，风波莫测，且先通关，方能下药。

　　牛蒡子　射干　山豆根　防风　荆芥　瓜蒌仁　薄荷
苦杏仁　连翘　竹沥

　　震泽陶　风火相搏，咽喉卒然肿塞，痰涎上壅，声如拽锯，脉来洪数。名曰紧喉风，非肺绝，喉痹也。法拟结者开之，郁者，发之之义。

　　牛蒡子　连翘　防风　薄荷　甘草　青竹叶　桔梗
枳壳　荆芥

　　此二案，风邪闭塞于肺，郁结不通，急喉风症也，治之在速，急宜宣肺化痰，祛风清热。中病者，十中难救二三，如拘疑不决，立刻而危，切不可信张景岳肺绝服参之

---

　　① 赪（chēng 撑）：古同"赪"。脸红，不好意思。

论，岂有卒然而起有肺绝症者乎？或久病咳呛音哑，临危起痰，肺绝，尚有一说。叶天士先生《景岳发挥》[①] 言之已详，余毋庸多渎矣。听鸿注。

苏州史　下痢咽痛，寒热不渴，脉来虚弱，此为肾著。拟半夏甘桂汤主之。

桂枝　甘草　茯苓　米仁　补骨脂　干姜　半夏　桔梗　泽泻

半夏甘桂汤者，即仲景桔梗汤、半夏散及汤、茯苓甘草汤意也。肾为寒水之脏，膀胱为寒水之腑。土为水之制，湿著于肾，土被水溢，土无生发之机，不得输精于肺，津液不能上承，虚阳阻格不潜，故不渴而咽痛也，水渍于肠间而为之痢。仲景桔梗汤治喉痛喉痹，取半夏辛滑通阳而降逆开痹；苓、泻、米仁渗利膀胱，泄表即安里也；取姜桂之温通寒水，蒸动内积之湿；甘草之益土和中，土旺可以制水。浊阴降，水去则痢可止矣。清阳升，津液上布，则咽痛可平矣。此乃少阴肾实之方，以克之泄之，使其平也，与少阴肾虚之方，填之滋之者，两相对待也，先生立方，深得仲景之心哉。补骨脂虽云温肾，其性固涩，若易白术一味，扶土生津，止痢为醇。《外科正宗》治虚火上攻咽喉，干燥作痛，腹疼欲呕，用理中汤。《经验秘方》以桔梗汤加人参、黄芪，名人参甘草汤，治咽喉

---

① 景岳发挥：指《景岳全书发挥》，清代叶天士著。

肿痛，若有肿痛，加生姜。《锁碎录》有病喉痛，且患河鱼之疾①，一良医以紫雪裹理中丸服之，二疾皆愈，盖紫雪入喉即化，理中入腹而温也。咽喉呼吸之要，误之最险。专于喉科者，临症虚实寒热，上病治下，下病治上，隔二隔三等法，三复思之。治病立方，可无遗憾矣。_{听鸿注。}

慈溪李　喉间窒塞，六脉虚数，系出水亏，津失上供，议以填阴咸降之法。

熟地　玉竹　人中白　百合　柏子仁　龟版　甘草枸杞子　麦冬　鸡蛋黄

句容徐　咳久不已，喉痹音哑，日晡寒热，脉形细数，当此烁石流金之候，焉得不增重也。议仲景少阴咽痛法，用猪肤汤主之。

猪肤_{去净油}　二泉驴皮胶　北沙参　麦冬　川贝母知母　百合　花粉　建白蜜

长兴胡　湿热郁蒸于中，阴液不能上供，遂致咽中干燥窒塞，脉形沉细，当与开郁泄蒸化湿之品。

干佩兰　茯苓　陈皮　竹茹　瓜蒌皮　黑山栀　米仁砂仁壳　川郁金汁

某　喉痹咳嗽，脉右大而长。

生扁豆　麦冬　北沙参　川斛　青蔗浆

---

①　河鱼之疾：腹泻的隐称。因鱼腐烂是从腹中开始而得名。出自《左传·宣公十二年》："河鱼腹疾，奈何？"

周　怒动肝风，筋胀，胁板，喉痹。

阿胶　天冬　柏子仁　牡蛎　小麦

赵　右偏头痛，鼻窍流涕，仍不通爽，咽喉疳腐，寤醒肢冷汗①出。外邪头风，已留数月，其邪混处，精华气血，咸成蒙闭，岂是发散清寒可解？头颠药饵，务宜清扬，当刺风池风府，投药仍以通法，苟非气血周行，焉望却除宿病。

西瓜翠衣　鲜芦根　苡仁　通草

煎送蜡矾丸。

陈　喉痹，目珠痛，吸气短促，曾咳血遗精，皆阴不内守，孤阳上越诸窍，当填下和阳。

熟地　枸杞炭　旱莲草　菊花炭　女贞　茯苓

李　劳怯，形色夺，肌肉消，食减便滑，兼痰喉痛。知医理者，再无清咽凉肺滋阴矣。病人述，心事操持病加。显然内损，关系脏真。冬寒藏阳，人身之阳气升腾，阴阳失交，收藏失司。岂见病治病，肤浅之见识。据述食进逾时，必有痛泻。经言：食至小肠，变化屈曲，肠间有阻，常有诸矣。凡汤药气升，宜丸剂疏补。食后服资生丸，方列后。

人参　坎气　茯苓　黑壳莲子　五味　芡实　山药

浆丸。

---

① 汗：原作"肝"，据文义改。

史　轻浮苦辛治肺，咳呛颇减，咽痛红肿，塞窒既久，壅而成毒，嗌干不喜饮，舌色淡不红，仍清气分，佐以解毒。

鸡子白　麦冬　大沙参　金银花　蔗浆　绿豆皮

孙　脉搏大，阳不下伏，咳频喉痹，暮夜为甚，先从上治。

生鸡子白　生扁豆　玉竹　白沙参　麦冬　地骨皮

某　据血后咳嗽，咽痛音哑，少阴已亏耗，药不易治。

糯稻根须一两　生扁豆五钱　麦冬三钱　川斛一钱五分北沙参一钱五分　茯神一钱五分

早服都气丸，淡盐汤送下。

某　失音咽痛，继而嗽血，脉来涩数。已成劳怯，幸赖能食胃强。勿见咳治咳，庶几带病延年。

细生地　元参心　麦冬　细川斛　鲜莲子肉　糯稻根须

范　气燥，喉痹失音，少阳木火犯上。

生鸡子白　冬桑叶　丹皮　麦冬　白扁豆皮

孙　久咳，失音，喉痹。

陈阿胶　鸡子黄　炒麦冬　川斛　茯神　北沙参　炒生地　生甘草

毛　温邪热入营中，心热闷，胁痛，平素痰火与邪胶结，致米饮下咽皆胀，老年五液已涸，忌汗忌下。

生地　麦冬　杏仁　郁金汁　橘红　炒川贝

周　病起旬日，犹然头胀，渐至耳聋。正如《内经·病能篇》所云：因于湿，首如裹。此呃忒①鼻衄，皆邪混气之象，况舌色带白，咽喉欲闭，邪阻上窍空虚之所，谅非苦寒直入胃中可以治病。病名湿温，不能自解，即有昏痉之变，医莫泛称时气而已。

连翘　牛蒡子　银花　马勃　射干　金汁

葛　嗔怒喧嚷，气火逆飞，致喉痹咽痛，食物厌恶。耳前后绕肩闪刺，议解少阳。

夏枯草　丹皮　桑叶　钩藤　山栀　地骨皮

吴　脉弦涩数，颈项结瘿，咽喉肿痛痹阻，水谷难下，此皆情志郁勃，肝胆相火，内风上循清窍，虽清热直降，难制情怀之阳，是以频药勿效也。

鲜枇杷叶　射干　牛蒡子　苏子　大杏仁　紫降香

某　燥火上郁，龈肿咽痛，当辛凉清上。

薄荷梗　连翘壳　黑栀皮　桔梗　生甘草　绿豆皮

某　肾厥，由背脊而升，发时手足厥冷，口吐涎沫，喉如刀刺。盖足少阴经脉上循喉咙，挟舌本，阴浊上犯，必循经而至，仿许学士椒附意，通阳以泄浊阴耳。

炮附子　淡干姜　川椒　胡芦巴　半夏　茯苓　姜汁泛丸。

---

① 呃忒：中医称为"打呃""哕症"。因气逆上冲，喉间呃呃连声，声短而频，令人不能自制。

此方当留意，切勿囫囵看过。_{能静注。}

陆　风火上郁，咽痛。

薄荷　连翘　射干　牛蒡子　马勃　绿豆皮

邵　风火上郁，咽痛头胀，宜用辛凉。

西瓜翠衣　滑石　连翘　桑皮　射干　杏仁

汪　左脉弦数，咽痛脘闷。阴虚体质，不耐辛温。当以轻药，暂清上焦。

桑叶　生绿豆皮　白沙参　川贝　元参　川斛

徐　老劳咽疼。

生鸡子白　糯稻根须　甜北沙参　炒麦冬　川石斛生甘草

杨　未病，阴气走泄为虚，秽浊上受则实。咽喉肿痹，上窍邪蒙。日暮昏烦，阴伤热炽。肌肤柔白，气分不足。此医药虽宜凉解清上，但不犯及中下。

连翘　郁金　马勃　牛蒡子　竹叶心　黑山栀　杏仁橘红

孙　肾液不收，肝阳上越，巅胀流涕，咽喉微痛。

六味加牛膝、车前、五味。

伍　咽喉痛痹，发时如有物阻膈，甚至痛连心下，每晚加剧。是阴液日枯，肝脏厥阳，化风火上灼。法以柔剂，仿甘以缓其急耳。

细生地　天冬　阿胶　生鸡子黄　元参心　糯稻根须

陈　阴阳交虚，营卫欹^①斜，为忽冷忽热，周身骸骨皆病，百脉皆损。秋半天气已降，身中气反泄越，汗出喉痹，阳不入于阴，致自为动搏耳。夫咽喉之患，久则喉痹不宣，妨于受纳，最不易治。从少阴咽痛例，用猪肤汤。旬日喉痛得缓，对证转方。

张　阴损三年不复，入夏咽痛拒纳，寒凉清咽，反加泄泻。则知龙相上腾，若电光火灼，虽倾盆暴雨，不能扑灭，必身中阴阳和协方息。此草木无情，难效耳。从仲景少阴咽痛，用猪肤汤主之。

又　阴涸于下，阳炽于上，为少阴喉痛，乃损怯之末传矣，用猪肤之甘凉益坎，有情之属而效。今肉膝消烁殆尽，下焦易冷，髓空极矣，何暇以痰嗽为理。议滑涩之补，味咸入肾可也。

牛骨髓　羊骨髓　猪骨髓　麋角胶各四两

用建莲肉五两，山药五两，芡实二两，同捣为丸。

某氏　气逆壅热于上，龈肿喉痹，胸闷腹肿。七月太阴司胎，法宜宣化清上。

连翘　苏梗　川贝　杏仁　花粉　菊花　橘红　牛蒡子

烂喉痧

青浦沈　风热伏于肺胃，以致喉间红肿作痛，寒热，

---

① 欹（jī机）：同"攲"，倾斜不正。

脉数，治宜辛凉，防成烂喉痧。

羚羊角　连翘　杏仁　薄荷　元参　马勃　牛蒡子
象贝　山栀　芦根　鲜生地

太仓查　咽痛发疹，四日不解，是为烂喉痧，拟清
透法。

牛蒡子　防风　杏仁　前胡　蝉蜕　淡豆豉　荆芥
桔梗　马勃　茅根

附　洗足方

青葱管　紫苏梗　煎汤，熏洗两足。

光福王　温邪内伏，痧发不透，咽喉痛腐，宜清肺胃
之热。

甘草　葛根　杏仁　荆芥　牛蒡子　马勃　前胡　桔
梗　淡豆豉　大豆黄卷

浒墅关蒋　时痧寒热不解，又增喉痛，防其腐烂，热
邪内陷之象，姑与清理。

根生地即鲜　大豆卷　黄芩　天竺黄　元参　牛蒡子
马勃　银花　甘草　人中黄

南翔陈　素有喉痹，又感风温。风乃天之阳气，温乃
化热之邪。两阳熏灼，蒸郁上焦，以致喉间肿腐，成为烂
喉风。按脉浮数，热势正盛，拟祛风化痰法。

防风　杏仁　薄荷　葛根　马勃　前胡　茅根　桔梗
牛蒡子

疫疠喉痧

朱　疫疠秽邪，从口鼻吸受，分布三焦，弥漫，神识不清，不是风寒客邪，亦非停滞里症，故发散消导，即犯劫津之戒，与伤寒六经，大不相同。今喉痛丹疹，舌如朱，神躁暮昏，上受秽邪，逆走膻中。当清血络以防结闭，然必大用解毒以驱其秽，必九日外不致昏愦，冀其邪去正复。

犀角　连翘　生地　元参　菖蒲　郁金　银花　金汁

姚　疫毒口糜，丹疹喉哑，治在上焦。

犀角　银花　元参　连翘　金汁　鲜生地　石菖蒲
至宝丹

谭　口鼻吸入秽浊，自肺系渐干心胞。初病喉痛舌燥，最怕窍闭神昏之象，疫毒传染之症，不与风寒停滞同法。

元参　连翘　郁金　银花　石菖蒲　靛叶　射干
牛蒡

冲入真白金汁①一杯。

顾　平昔肠红，阴络久伤，左胁下宿瘕，肝家风气易结，形瘦面青，阴虚，阳易冒，血络不得凝静。诸阳一并遂为厥，冲气自下犯胃为呃，症似蓄血如狂，奈脉细劲，

---

① 白金汁：人粪便精加工后的药物，因其毒副反应少，有一定临床疗效，在古代深受少数医家喜爱。当前临床多依据其药理机制采取其他药物替代之。

咽喉皆痛，真阴枯槁，水液无有，风木大震，此刚剂强镇，不能息其厥冒耳。

生鸡子黄一枚　真阿胶二钱　淡菜五钱　龟版五钱　童便一杯冲

某氏　气逆壅热于上，龈肿喉痹，胸闷腹肿。七月太阴司胎。法宜清化宣上。

川贝　牛蒡子　连翘　苏梗　杏仁　花粉　菊花橘红

某　喉痒痛未愈，下体有漏，时有梦泄。

炒熟地　麦冬　鱼线胶　黄明胶　地骨皮　人中白山药　湘莲

鳖一个，泥涂，煅存性，研末，共前药末，生鸡子清为丸。

某　喉痛原属少阴，今痛止而犹肿，左关弦滑。阴虚有火，并挟热痰，须滋其化源，佐以清热之品。

熟地　山药　茯苓　泽泻　琥珀　濂珠　辰砂　灯心人中白　石决明　阿胶化开和。

某　脉弦数，尺独大，咳而喉痛失音，乃数载失红之后，其阴虚火炎，不可言喻矣，唯有至静之品，引阳潜入阴中，庶近《内经》之旨。然须作静养工夫，使阴秘阳密，得坎离相交之力为妙。

熟地海石粉捣烂　金石斛　北沙参　茯苓　麦门冬　生白芍

某　素有喘症，形气怯弱，咽痛不肿，时咳。此新感风温在肺，气不下肃，尚宜清降。

桑叶　白沙参　块茯苓　川贝母　杏仁　南枣肉

咽喉其窍则一，其路两歧。经曰：咽喉者，水谷之道路也。咽喉小肠者，传送也。喉咙者，气之所以上下者也。又曰：天气通于肺，地气通于嗌。喉为肺之系，咽为胃之系。天之风寒暑湿燥火，从喉入肺。地之臊焦香腥腐，从咽入胃也。以此悟之，喉者，主气之上下，由肺入心，由心入脾，由脾入肝，由肝入肾，贯通五脏，藏而不泄，使呼吸者也。咽者，水谷之道路，由咽入胃，由胃入小肠，化糟粕，泌水谷，分入膀胱大肠，贯通六腑，泄而不藏，使传送者也。以此释经文，咽喉显然两途矣。《内经》三阴三阳督任，各有喉症，先以经义述之于前，再以治法书之于后，庶几临症稍有把握。经云：足阳明之别，上络头项，合诸经之气，下络喉嗌，其病气逆，喉痹瘁瘖。足阳明其支，循喉咙，其病颈肿喉痹。手阳明为病，颈肿口干喉痹。手阳明少阳厥逆，发喉痹嗌肿，喉痹不能言，取足阳明，能言，取手阳明。三焦手少阳也，是动则病，嗌肿喉痹，邪客于手少阳之络，令人喉痹舌卷口干。少阳司天，三之气，喉痹目赤善暴死。少阳司天，客胜则丹胗外发，喉痹颈痛嗌肿。胆足少阳也，肝中之将也，取法于胆，咽为之使。手太阳脉入缺盆，循咽下①膈，为病有嗌痛。太阳在泉，寒淫所胜，民病嗌痛颔肿。足太阴之脉上挟咽，连舌本，为病有舌本强，舌本痛。太阴在泉，嗌肿喉痹，太阴之胜，喉痹项强。厥阴所谓甚则嗌干热中者，阴阳相薄而热，故嗌干也，足厥阴之脉，循喉咙之后，为病有嗌干。手少阴脉出心系，上挟咽，为病有嗌干。足少阴之脉循喉咙，挟舌本，为病有口热舌干，咽肿嗌干及痛，少阴司天，嗌干肿，上嗌干，口中热如胶，取足少阴。邪客于足少阴之络，令人嗌痛不可内食，无故善怒。冲任之脉起于胞中，循背里，为经络之海，循腹上行，会于咽喉，络于唇口，督脉为病嗌干。三阴三阳及奇脉，皆有咽喉之疾。十二经惟太阳行脑后从背，其余皆凑咽喉。《内经》独云一阴一阳结谓之喉痹者，何也？少阴君火，一阴也。少阳相火，一阳也。因指火而言之也。君火者，太阳离宫之火也，相火者，龙雷坎宫之火也，手少阴心脉挟咽，足少阴肾脉系喉咙。

　　三焦为水火之道路，君相二火，假道相通，坎离既济，水火平匀，咽喉本无疾病，二火独胜，气热火结，三焦道路闭塞，阴不能上承，阳不能下降。气热则结，结则肿，肿则痹，痹甚则不通而危矣。咽喉各症，头绪纷繁，治法总不出虚实两字而已。外来之火为实，内生之火为

---

① 下：原作"丁"，据文义改。

虚，有余之火为实，不足之火为虚。夫外来之邪为实，即风热犯上，温疫流行，治之在急，缓则伤人。外来暴热，若不倾盆暴雨，热势难消，治法不出辛凉解散，咸软化痰。如疫疠喉痧，芳香泄浊，解毒驱秽；烂喉痧，辛凉解肌，清透化热；风火郁结之清轻凉解；急喉风、缠喉风，痰如拽锯之通关化痰开郁；单乳蛾、双乳蛾，轻清滋养，此治外邪之大概也。内生之火为虚，寒气凝结，真阳闭郁，虚阳雷电上腾，若不离照当空，阴霾不能消散，龙雷断难潜伏，治法故以热药导之也，如肾著不渴咽痛之半夏甘桂汤。心事操劳，阳气升腾之人参、坎气，肾厥喉如刀刺之本事椒附汤，此治内生之火大概也。有余之火为实，何也或酒湿熏蒸，肝气郁遏，厚味壅热，皆有余之火也，只能因其病而治之。如嗜酒太过之醒酒利湿；心脾积热，痰涎壅塞，弄舌喉风之清咽利膈；湿热郁蒸，津不上供之开郁泄蒸；嗔怒喧嚷，气火逆飞之疏解少阳；气逆壅热，喉痹腹胀之宣化清上等法，皆治有余之火大概也。不足之火为虚，何也？或久咳喉哑、喉癣、喉痹、喉蕈、喉珠等是也。如水亏木旺，喉珠之甘凉咸寒；喉间点蕾，舌底紫泡之清养滋降；痨症气血未充，喉痛之甘缓和阴；经漏带下，喉癣之填纳冲任；英年内亏，君相上越之寒咸滋降；水不滋火，喉肿如虬之滋水潜阳；老年喉蕈翻花之心肾并治；阴不敛阳，久咳音哑之猪肤、粉蜜；阴液日枯，厥阳化火之地黄、阿胶；热入营中，高年液涸之甘凉养阴。此等皆治不足之火大概也。鄙愧愚昧，妄列四条，再以喉癣会厌不利之花露轻扬，梅核膈之理气镇逆，肺花疮之清理肺热，肝胃气逆之清胃平逆，口生肉球之清心开窍，喉中如蛇脱①鱼鳞之臭橘叶，鼻塞咽喉疳腐之蜡矾丸，精髓空极喉痛之猪、羊、牛髓、麋胶，厚腻填精；肠红厥冲，喉痛之鸡、驴、龟、淡菜，介类潜阳。此等者，四法中之变化也。先哲用笔灵活，难窥其奥，随方敷衍，略而述之，质之高明，细心研究，考博群书，若能加意搜求，咽喉方法，金针暗度。此篇不涉他科，专于喉科，治法无余蕴矣。余听鸿注。

附治验

常熟南门，鸿源衣庄查姓，女，九岁，素系柔弱，忽起喉风，痰如拽锯，声哑，言不能出，目眶微陷，幸面色不青。他医治之已有两日，邀余治之，曰：如急喉风，不过二三时，多者一日而已。既有两日，虽属危险，不致伤命。因其肺中未曾阻塞，尚有呼吸可通，急将开关散吹鼻数次，犹能得嚏二次。喷嚏之后，呼吸渐灵。再将白萝卜四两、鲜梨四两、鲜荸荠三两、鲜姜一钱捣汁，竹沥五钱，和入风化硝一钱，频频呷之。用牛蒡、桔梗、甘草、中黄、马勃、翘、栀、元参、蓝根、竹沥、川贝等服之，时时用灯心捎鼻管，使其喷嚏，吹以珠黄、中白、风化硝

---

① 脱：同"蜕"。

等开泄化痰等药。如此两日，痰声渐平，眼泪渐出，三日微闻其音。后以清宣肺气，养阴滋降，三四日痊，此乃喉风之轻症也。

余在师处，见治一施姓小儿，喉中声如拽锯，音哑，涕泪皆无。吾师曰，马脾风症也。两鼻煽之不息，以麻黄、芥子、黑白牵牛、大黄、苦杏仁、石膏等下之而痊。太平洲人、藜藿①农家之子则可，吾吴中膏粱柔脆之孩，医虽能用，病家不肯服。就病家肯服，医家亦不肯书也。所以吴中喉风不治者多，临证最难。若以此法使之，轻病弱体，不堪设想矣。古人云，药必中病，一言尽之矣。如百步穿杨，九十九步不及，百零一步太过矣。吾辈治病，若云药能中病，天下为医者，不敢言也。

余治常熟东门外柴场蔡姓女，缠喉风，音哑呼吸不通，痰如拽锯，面青目瞪，涕泪全无。吹以开关散，喷嚏全无。进以辛凉轻宣，咸软化痰，罔效。余思景岳肺虚②用参等说，惟一日之恙，断非肺绝。反复审详，总要吐去痰，使其呼吸可通，能救。三更，自己叫开城，再去，用稀涎散、竹沥等吐之，吐出如胶之痰两碗，黏腻非常。明晨再诊，呼吸如丝，神气稍清，略能安寐。后延他医，亦以宣肺化痰法，一日而毙。喉风一症，轻者可救，重者十中难救一二，质之博雅高明，必中之法，能救苍生，传之

---

① 藜藿：指粗劣的汤羹，此处指代普通百姓。
② 虚：据下文疑作"绝"。

于后，积德非浅。

余见常熟东门衣庄子，五岁，猝起喉风，痰如拽锯，喉中呼吸难通，就余诊之，书麻杏石膏等，开肺化痰之剂。余以急喉风，危及呼吸，属延专科，周姓医治，用羚羊、石膏等。又请沈姓医，用洋参、坎炁①等。然三人皆云不救。病家亦无主张，将三人之方，在城隍神前拈起，沈某方也。药未能下咽，人已毙。起病不过二三时，何其速也。细思咽喉汤药总不及救，专于此科者，非刀针末药，救人顷刻之间，若胸无成竹，通套之方，误人非浅，断断不可为喉科。余治风热阴虚，失音咽痛，不下数千计，然真急喉风，见二三而已。

余闻常熟东乡小孩，喉风痰上壅，声如拽锯。归姓医用桐油蘸鸡羽搅喉中，吐之而愈，此亦喉风之轻者也，真喉风他医亦用此法，虽吐而无效。所以咽喉专科，断不可缺。

喉症之始，苦寒之剂当慎，喉症在急，刀针不可不用。余同乡某宦使女，喉痛，疡医进以苦寒直降，猝然寒热止，喉肿秘塞不通，又以土牛膝汁等灌之，更不得入，饮不能入，言不能出。喉中痰鸣，已一日夜。是日邀余诊之，细视喉四围胀肿，无隙可通呼吸，与其饮，摇手而已，问其语，点首而已。呼吸不爽，药不得入，无法可

---

① 坎炁（qì）：指初生婴儿脐带。炁，古同"气"。

施。余即将喉枪露锋一分半许，刺其两傍肿处十余刺，出其毒血，再用棉条妇女纺纱用之棉条，用筷两只将棉条头夹住，卷紧筷上，用冷水湿软，拭去恶血，再将筷连湿棉条卷紧，探其喉，作哕，吐出胶痰半碗，再刺，再探吐。共刺三十余刀，探吐三次，共呕吐血痰一碗，以凉水漱口，涤去血，饮以淡盐汤。即可下，言语亦可出，肿亦渐消，此乃肿秘痰塞。若不动刀针探吐血痰，挨延半日，呼吸不通，痰涎涌塞，岂有生理。喉科刀针断不可缺，专恃汤药，点滴不入，无所用耳。

阅西医治喉肿秘塞，不能通呼吸者，在颈傍喉管开一孔，插入银管，在颈傍可通呼吸。华人罕见少闻，以为奇谈，余谓呼吸不在喉而在肺，肺气通，喉虽肿秘，有鼻可通，一二日不妨。若肺气秘塞，鼻中亦无呼吸，虽颈傍开十孔，插十银管，亦徒然耳。然肺气之秘在痰，或热甚肺气不肃，寒郁肺气不开，津液不能散陈六腑，润肌肤，泽皮毛，不能为汗为溺，皆化为痰，上溢。肺胀叶举，呼吸不通，性命立倾。所以颈傍开孔插银管透气，有病之人痛不能受，未免偾事，喉肿秘塞，不若刺去毒血，探吐胶痰为稳。如能饮药，泻其肺中之水，痰气一降，呼吸可通，虽肿亦可无妨。所以外病治内，不可疏忽。

某宦女，素系寒体，中阳不足，便溏气弱。因染疫寒热，咽微痛，余进以辛凉微温开解法，觉发热略重，喉胀较甚。即更疡科，进以羚羊、山豆根、金锁匙、栀、芩等，苦寒清热，寒热即止。脉细，红痧隐于皮肤之里，舌腻不渴，神烦昏愦，咽痛极甚。目珠上视，或目珠转旋，手足抽挛，背脊角弓反张，言语不出，已成痉厥之险。邀余诊之，即以至宝丹研细，以化痰开肺之品合竹沥、姜汁调匀灌之，痉止厥平。后以化痰宣肺和解缓缓治之。七八日，喉中吐脓血而痛缓。始终二十余日，未能见一寒热。红疹隐隐，未得透发。此早服寒药失表之症。后传染数人。余急先开表，辛凉外解，使其得汗。用喉刀刺其胀处，出血。三四日得汗后，热止痧透，咽痛亦平。未有遭如此危险者。所以瘟毒温邪之始，苦寒当慎，恐热遏不透，变痉厥也。

余同乡某，假馆①广东，至京都朝考②。广东岚瘴湿热，疫毒熏蒸，又兼轮船煤气熏灼，兼之饮食皆需煤火，热郁，咽喉肿痛。京中之医，治以玉女煎重剂，一服而平，朝考毕，回南，咽喉又痛，两傍作肿，余以轻扬解散，普济消毒加减饮之，觉发热较甚，喉肿亦增。病人云：素体阴虚，切不可服发散。因京中服玉女煎一剂而平，若不服滋阴生地石膏等，断不得愈，定非温疫喉痧也。余一时眩惑，徇病人之情，亦投以玉女煎去牛膝加甘凉之品，自此寒热止，舌腻，痧疹隐隐不出，脉变滞。晨

---

① 假馆：喻指作客旅居。

② 朝考：指朝廷的考试。清代新科进士取得出身后，由礼部以名册送翰林院掌院学士，奏请皇帝，再试于保和殿，并特派大臣阅卷，称为朝考。

清晡甚，至夜呓语，烦躁不寐，咽喉更痛，双蛾作胀，湿邪蒙蔽，有作痉之势。余曰：先误于京医之玉女煎，遏热在里，再误于余之玉女煎，更秘其热不出，湿邪上泛，病变湿温。一徇病人之情，即遭此危险，其权在医，岂可徇情疑惑哉？即进二陈温胆法，加枳、朴、藿香苦温芳香，三四剂亦无大效。再将喉刀刺出毒血，将前方加以苦温化湿，淡以泄热，药内冲生姜汁半酒杯，服后，喉痛即止。后服燥湿泄热十余剂而愈。用药一误，挽回如此费力耳。

余听鸿注。

卷　三

外　部

流　痰

宜兴张　高年营血不足，寒痰滞络，右臂漫肿无头，皮色不变。此属流痰，和营化痰法。

归身　羌活　橘红　瓜蒌　土贝　白芥子　姜夏　独活　钩藤　桑枝

复方　流痰根盘渐收，痰亦稍减，肋痛依然。乃年高血竭，不能营养经络所致。再拟和血消痰顺气之法。

归身　半夏　川斛　枸杞　旋覆花　钩藤　橘红　新绛　青葱　天花粉

平望翁　气阻流痰，由肝肺两络受伤，以致胸肋刺痛，不时气逆。治宜理肺和肝，佐以化痰，冀其松机，以免溃毒之虑。

春柴胡　青皮　旋覆花　枳壳　桑叶　半夏曲　乌药　广木香　苏梗　通草　鲜佛手

无锡时　勤劳不节，兼受六淫之气，血脉凝涩，成为流痰。脉芤涩，背臀瘢①疮，皆属逆款，勿轻视之。

---

①　瘢（yìn 印）：血痕。

附子　菟丝　石斛　广皮　红花　丹参　杜仲　木瓜

复方　病情前述，今不赘语。今脉形皆见虚象，转旋维艰矣，再拟生脉散意以图吉人天相。

北沙参　川石斛　橘白　稽豆皮　谷芽　五味子
麦冬

宁波韩　阴虚内热，而患虚损流痰，脊椎六七节，骨形突出，已现疮劳之象，收功难许。

人参　白芍　北沙参　黄芪　鳖甲　料豆　川石斛
浮小麦

濮院朱　手腕流痰。

党参　丹参　川贝　川斛　枣仁　茯神　橘红　黄芪
浮淮陈小麦

扬州王　腰痛已久，按之有块，防成虚损流痰。

虎骨　杜仲　当归　党参　菟丝子　续断　制首乌
怀牛膝　枸杞子　胡桃肉

青浦庞　病后营虚，客邪乘入，肩背漫肿作痛。此属流痰，一经溃破，非计月可愈也。

云茯苓　金钗石斛　洋参　黑料豆　木瓜　鳖甲　橘红　沉香　大豆黄卷

松江任　劳伤筋骨，酸痛不已，延久必损。流痰顽证。

鹿角霜　木瓜　续断　广橘红　杜仲　原红花　茯苓

浒关范　寒热伤营，脉来弦滑。诚恐流痰复起，有根之病，一时难效。

茅术　广皮　萆薢　茯神木　秦艽　葛根　苦参　丝瓜络

乍浦王　重感时邪，致发贴骨流痰，但年小症重，恐难胜任，法当温通气血为主。

枸杞子　广木香　广皮　苏梗　丹参　半夏曲　钩藤

金华周　流痰肿坚且硬，日渐长大，皮色不变，起有两月有余。此系本原不足，风火挟痰，互结而成，治之最难消散。

鳖甲　夏枯草　昆布　茅菇　青蒿　莱菔子　海浮石象贝

七保梅　三阴虚弱，气机有阻，以致左腿漫肿，形如覆碗，成为虚损流痰。延绵半载，肌肉消瘦，节骨突出，已入疮痨之候，姑拟毓阴，聊作保持之计。

北沙参　鳖甲　黄芪　党参　女贞子　牡蛎　炙橘叶沙蒺藜

阳春孙　内股流痰。

柴胡　青皮　土贝　粉甘草　半夏曲　广皮　连翘忍冬藤

黄浦宣　流痰。

鹿角霜　广皮　土贝　连翘　青皮　当归须　生牡蛎

湘潭王　先断脊梁，后发流痰，势必溃腐，乃素系本原亏怯，痰凝气滞而成。诊得脉来细数，胃气呆钝，渐入疮痨之例矣，难治之证，莫斯为甚。

党参　茯神　焦神曲　鳖甲　川贝母　白术　料豆
川石斛　扁豆　大豆黄卷

吴江唐　流痰，由肝郁所致，木肿坚硬，迟延失治，且多反复，一经溃破，非计月所可愈也。

黄芪　广皮　川石斛　杜仲　党参　川贝　甘草　川续断　煅牡蛎

柳桥陈　劳伤气血，致患流痰，正虚邪实，以消为难。

党参　黄芪　杜谷芽　川石斛　枣仁　茯神　宣木瓜青藿香

复方　脉数身微热，胃气困惫，急须扶正，冀其溃后，胃气苏复，再无变证，方有回生之路。

黄芪　党参　料豆　五味子　炙鳖甲　枣仁　白芍
川石斛

兰溪朱　寒热胸闷，饮食渐减，左肩漫肿作痛，防生流痰。

半夏曲　枳壳　木瓜　石斛　钩藤　沉香　茯神　丝瓜络　川贝

震泽范　流痰已成，破之难愈。

建曲　苏子　沉香　枳实　砂仁　柴胡　橘皮　乌药
川石斛

宛平郝　气血有亏，湿痰滞络，左腿漫肿作痛，皮色不变，此为流痰。宜补元渗湿，佐以消痰。

党参　炙黄芪　陈皮　半夏　木瓜　丹参　青木香
土贝　川石斛

复方　痛缓肿减，颇有消兆。

黄芪　党参　赤苓　冬术　陈皮　土贝　青木香　川
石斛

青浦顾　流痰发于腰下，此属气阻，法宜通导。

老苏梗　楂炭　陈皮　钩藤　沉香　瓜蒌皮　橘叶
青皮　大麦芽

杭州金　先已脊断，继发流痰，内脓郁郁，听其自
破，系先后天不足所发。刻论证参脉，见象极虚，纵乞灵
药石，诚恐无补。

北沙参　川石斛　广皮　鳖甲　川贝母　淮山药　白
芍　木香　扁豆

东山席　环跳漫肿隐痛，迁延已久，此三阴虚，浊痰
凝滞，酿成虚损流痰，不可使溃，溃则难痊。

洋参　石斛　地骨皮　秦艽　川贝母　料豆　枣仁
蔻壳

金泽凌　虚损流痰，破经旬日，脓流脉数，郁热蒸
蒸，盗汗淋漓。胃阳困顿，亢阳无制，又值酷暑之令，久
病之躯，支持不易，且拟和胃涵阴，以博转机。

人参　川石斛　黄芪皮　橘白　谷芽　料豆　五味子
小麦　大豆黄卷

复方　胃气稍苏，盗汗略减，身热得凉，甚属佳兆。惟脉来仍数，脓色原清，肢节酸软，伸缩不如，未免津液消耗。当仍阴阳并顾，再候转机为妙。

人参　黄芪　制首乌　鳖甲　银柴胡　枣仁　甘草　川石斛　稽豆皮

上虞郭　流痰溃久，脂水淋漓，津液日耗。诊得左脉，关弦而细，两尺无神，甚属虚象。姑拟补元，徐图收效。

制首乌　川贝　北沙参　珍珠粉　料豆　女贞子　茯神　丹参

黄柏坡于　骨蒸鼻热，而患流痰，已属虚损之候，一经溃破，便难调治。

北沙参　川斛　鳖甲　青蒿梗　银柴胡　橘白　川贝　稽豆皮

朱家角范　流痰，溃破在迩，宜补托兼施。

熟地　党参　川续断　白芍　归身　枣仁　黄芪　左牡蛎

兴化沈　背部漫肿色白，头发不一，症属流痰，脉来细软，盗汗不止，正虚邪实，急须补托，溃后如无变迁，徐图收功。

鹿角尖　枣仁　川斛　党参　枸杞　五味子　橘白　大麦芽　炙黄芪

青浦方　流痰绕臂漫肿，溃头不一，形脉皆虚。纵好调治，还须静养，收效之期，以待来年。

　　黄芪　米仁　赤苓　谷芽　车前子　橘白　白术
川斛

　　湖州凌　三阴虚热，腹痛，背脊渐高，恐发流痰，以
平托治之，令其消散。

　　生白芍　谷芽　楂核　料豆　生鳖甲　川石斛　麦芽
藿梗　青蒿梗

　　青浦柳　素喜膏粱厚味，热聚于中，湿困于脾，痹阻
经络。始起左肩臂痛，继则下引，腿足酸楚，且难屈伸。
昨因刺针后，痛势稍缓，顷诊脉象，右手细软，左手弦细
兼数。似属气血两亏，痛久必成流痰，拟养血和络，佐以
清热之法。

　　枳椇仁　茯神　木瓜　青木香　桑椹子　丹参　广皮
煨葛根

　　陈墓嵇　稚年弱质，左膝肿痛，步履艰难，有流痰之
虑。宗大筋软短，小筋弛长之法为治。

　　北沙参　秦艽　丹参　菟丝子　广皮　怀牛膝　钩藤
杜仲　左牡蛎　茯神木

　　太仓朱　流痰发于背脊及环跳两处，势在作脓，法拟
补托。

　　党参　枣仁　川斛　牡蛎　淮小麦　黄芪　白芍　鳖
甲　料豆

　　青浦舒　短足流痰。

宣木瓜　钩藤　川石斛　白蔻壳　苏子　藿梗　橘白

复方　煨木香　丹参　木瓜　半夏曲　谷芽　杜仲
川续断

长安马　流痰，脉弦涩，营阴亏损，议以和营化痰。

菟丝子　桑椹子　钩藤　川石斛　生白芍

附　洗药方

全当归　五加皮　川芎　红花　木瓜　艾绒　萆薢
独活　桑枝　青木香

苏州孟　寒热久延，膝眼肿痛，膝为筋之腑，能屈而
能伸，系血虚不能荣养筋络，经脉空虚，寒湿著于肉里，
防发流痰，先拟疏解，嗣商和益营卫。

羚羊角　川石斛　新会皮　青蒿梗　茯神木　忍冬藤
大豆黄卷

青浦曹　期门穴漫肿作痛，脉象滑，乃肝胆蕴热，浊
痰凝滞而成，难以消散。

天竺黄　川贝　钩藤　丝瓜络　陈皮　枳椇子　茯神

复方　苏子　天竺黄　茯苓　真橘叶　川贝　新会皮
川石斛　丝瓜络　党参

虎邱顾　三阴亏损，虚热不已，脊梁渐曲如弓，环跳
形肿如碗，皮色不变，已成流痰虚证，但期无溃为吉，溃
则元气愈虚，便难收效矣。

制首乌　鳖甲　钩藤　桑椹子　川石斛　茯神　川贝
料豆皮

复方　流痰高肿，缘正虚邪实，势必溃破，破后损怯堪虞，议毓阴补托法。

金石斛　黄芪　洋参　扁豆　川贝　五味子　茯神　枣仁　牡蛎

沈　年岁壮盛，脘有气瘕，嗳噫震动，气降乃平，流痰未愈，睾丸肿硬，今入夜将寐，少腹气冲至心，竟夕但寤不寐，头眩目花，耳内风雷，四肢麻痹，肌腠如刺如虫行。此属操持怒劳，内伤乎肝，致少阳上聚为瘕，厥阴下结为疝，冲脉不静，脉中气逆混淆。气燥热化，风阳交动，营液日耗，变乱种种，总是肝风之害，非攻消温补能治。惟以静养，勿加怒劳，半年可望有成。

阿胶　细生地　天冬　茯神　陈小麦　南枣肉

万　诊脉数，左略大，右腰牵绊，足痿，五更盗汗即醒，有梦情欲则遗，自病半年，脊椎六七节，骨形突出，自述书斋坐卧受湿。若六淫致病，新邪自解，验色脉推病，是先天禀赋原怯，未经充旺，肝血肾精受戕。致奇经八脉中，乏运用之力，乃筋骨间痛，内应精血之损伤也。

人参一钱　鹿茸二钱　炒杞子三钱　当归一钱　舶茴香一钱炒黑　紫衣胡桃肉两枚　生雄羊肉肾两枚

流痰者，方书皆云流注。流者，流行。注者，住也。人之气血与天地合同，周流不息，循环无端。《内经》云：天宿失度，日月薄蚀。地经失纪，水道流溢，径路不通，五谷不殖，民不往来，巷聚居邑，则别离处，气血犹然。①
气滞血壅，则生痈肿，以痈疽概而言也，气血注而为痈，
发无定处，随在可生，八九、四五、二三块不等，无穴可
以立名，故曰流注。先哲已有深意焉。吾吴中皆曰流痰，
更有精义。人之津液，灌溉肌肉、经络、筋骨之间，如天
地之水，无微不及，遇隙即入，遇壑即归。一有壅滞，阻
而不行，经脉涩而不通，卫气归之，不得复反。肌肉脉络
骨节骨空等处，一有空隙之处，津液乘虚渗入，如水之遇
隙而入，遇壑而归也，如海道回薄之处，蓄则凝结为痰，
气渐阻，血渐瘀，流痰成矣。痰阻于皮里膜外，气多肉少
之处，无血肉化脓，有形可凭，即成痰块、痰胞、痰核、
痰疬等症。痰凝于肌肉筋骨骨空之处，无形可征，有血肉
可以成脓，即为流痰、附骨阴痰等症。况流痰一症，脾虚
湿痰凝滞最多，或病后余毒，稽留肌肉之内，或欲后寒
气，袭于经络之中，或因气阻，或因血凝，若正气盛，阳
气宣通，随阻随散。正气虚，经脉涩滞，随注随壅，屡发
屡止，或溃或愈，虽云外证，俱从内生，为内科者，不得
不究心焉。立方无一定章程，何也？天有寒暑，地有燥
湿，人有虚实，病有新久，部位有上下之分，经络有脏腑
之别，年有长幼强弱，症有阴阳浅深。今数百方中，采择
妥善醇正之方四十九首，用药总总不同。寒者温之，热者

---

① 天宿失度……犹然：语出《灵枢·痈疽》。"离处"，指异处。"气血"，指血气。

清之，虚者补之，坚者软之，结者散之，损者益之，气滞理之，血瘀行之，痰凝消之。临时施治，随证变通，如作文之平淡奇浓，诸法悉备，潜心契默，满纸玲珑，开圆活灵动之法门，化拘滞偏执之津梁也。质之高明，勿以平淡而忽焉。余听鸿注。

背　部

发　背

东山王　心火妄动，疽发于背，所虑疮不起发，形势平塌。法当内外疏通，使毒气分泄，庶不内陷。

党参　茯苓　甘草　赤芍　地丁草　黄芪　杜仲　银花　角针　连翘

同里朱　年逾六旬，背疽大逾径尺，殊属骇人耳目，幸脉数有力，腐亦易脱，确为顺候。调补得宜，指日可愈。

黄芪　茯苓　远志炭　党参　甘草　川斛　首乌　川贝母　谷芽　银花

金泽卫　背部平塌，坚硬不化，是属阴候。法拟助阳补托，以冀回阳续绝。

党参　枸杞　远志炭　石决明　黄芪　陈皮　甘草节　皂角针

常熟秦　发背如盆，气分大亏，所以脓不甚多，脉来细软。高年得此，决非轻候。

党参　冬术　黄芪　官桂　皂角针　熟地　茯苓　甘草　笋尖　淡苁蓉

茜墩尤　耄年忽发背疽，但肿不红。此气血衰弱之征，非速愈之症也。姑拟补托以进之，再察端倪。

党参　茯苓　当归　银花　青蒿梗　黄芪　玉竹　甘草　角针　六一散

上海姜　背疽经旬，尚未化腐成脓，不甚焮肿。虑传阴分，治宜升开泄回阳，以冀肿高毒化为转机。

羌活　广皮　厚朴　远志炭　防风　青皮　藿香　扁豆叶

接服方　熟地　沉香　广皮　白豆蔻　炮姜　艾绒　红花　藿梗

横泾严　劳力之体，风餐露宿，历中六淫之气，发疽于背，平塌不起，寒热胸闷。此乃邪毒内闭，法拟祛邪化毒，可望旦夕取效。

青蒿梗　远志肉　黄芪　广皮　白蔻壳　六一散　红花　甘草　银花　皂角针　天花粉

木渎翁　肝气内郁不舒，郁火内炽，致发背疽，肉色紫暗不荣，坚硬漫肿，不痛，无脓，破流血水，形如割鳝，兼发余疬不一。此乃肝阳受伤甚矣，治之棘手，殊费调停。

澄香　青皮　远志肉　石决明　广皮　甘草　银花　青藿梗　半夏曲

末药方　朱砂　珠子　牛黄　川贝　绿豆粉

丹阳潘　胸闷不舒，脾不健运，乃生背疽，根脚散漫，外皮虽腐，内坚不溃，脓血腥秽不莹，纳少口燥。此属脾土困败，脾主肌肉，乏生化之源。姑拟培养脾胃，以食进肿消为泰兆。

人参　茯苓　金石斛　苡米　谷芽　黄芪　甘草　川贝母　广皮　笋尖

青浦易　年逾七旬，元气已亏，背疽隐陷不起，殊为可虑。

制附片　党参　茯神　角针　黄芪　鹿角霜　枸杞　广皮　甘草节　远志炭

平望吕　背疽伏隐，神怯脉软，溺痛淋沥，乃阴亏阳微，温邪与败精俱陷也。法拟滋肾丸意治之，未许必竟中机。

肉桂　熟地　琥珀　淡苁蓉　甘草梢　黄柏　党参　茯神　升麻炭　萆薢

蜂窝发状如蜂房。听注。

八坼郑　疽发于背，上至肩脊，下连腰胁，肿若瓜形，头如蜂房者十余处，按脉洪大。尚于证合，可为顺兆，拟托理消毒主之。

细生地　甘草　银花　角针　赤芍　生黄芪　连翘　丹皮　土贝　笋尖

昆山冯　背疽形如覆盆，始以忽视，遂致燎原莫遏。

脉来细软无力，脓腐难脱，界限未分，蜂窝未透，胃气颇钝。此脏阴亏，腑阳易困矣，勉拟助阳化毒，纳食胃苏为转机。

党参　广皮　红花　枸杞　鹿角尖　黄芪　川贝　半夏　笋尖　远志炭

复方　界限未半，蜂窝已现，脓腐略脱。按脉虽细有力，似有松兆，但胃气未苏，疽色深滞，乃毒邪深固，骤难载之使出。所谓舟在波中，收帆未定也。仍议温托，以望纳谷有加，方是佳音。

鹿角尖　生黄芪　炙黄芪　苏子　茯神　潞党参　枣仁　半夏　广皮　砂仁

鲜谷子露代水煎药。

再复方　肿收毒化，腐脱新生，饮食较前增纳，是为顺候矣。

人参　黄芪　茯神　银花　半夏　甘草　苏子　枳椇　砂仁　花粉

莲子发　即太阴疽，肺经积热为多。生肩髀①内，以其形而言也。听注。

嘉善何　搭手疽溃，冲突高肿，上至肩项，下连腰胁，腐脱成片，脓流作孔，形如莲子。溃虽半背，尚属顺候，拟清化中，寓以补法。

党参　甘草　谷芽　陈皮　花粉　黄芪　银花　土贝

---

①　肩髀：肩与髀，人体的枢要部分。髀原作"脾"，据文义改。

赤芍　白术

对心发生于背，径对前心者是也。听注。

青浦褚　对心发背，其势极重。所幸藜藿素居，可卜庆生有兆。

党参　红花　白蔻壳　陈皮　远志　羌活　青皮　石决明　角针　藿梗

搭手即偏发背。听注。

周庄戚　年逾六旬，搭手疽不能高发。头虽腐而脓未成泄，神识昏愦，有内陷之兆。姑拟清理托毒，以参消息。

羌活　新会皮　藿梗　笋尖　石决明　甘草　远志炭青皮　蔻壳

复方　疮形得起，神识得清，是乃佳兆，惟皮色不变，版①滞不润，脓毒未见蒸化，邪毒留恋于内，必须温补化毒，方有松机。

黄芪　首乌　砂仁　远志　鹿角片　甘草　杞子　茯神　白芍　新会皮

再复方　新肌已露，腐亦尽脱，元气已亏，宜慎调理。

党参　黄芪　归身　五味子　茯神　白芍　砂仁　制首乌

---

① 版：呆滞，不灵活。

肾俞发 即腰疽。又名连肾发。听注。

方基袁　肾俞发由肾精亏损而成，喜其红活高肿，犹为顺候，拟养荣汤主之。

黄芪　茯苓　白芍　白术　陈皮　北五味　远志炭

下背疽 即对脐发。听注。

青浦唐　下背疽平塌不起，法宜温化，以望转机。

沉香　陈皮　黄芪　炮姜　蔻壳　枸杞　红花　甘草
远志炭

丹毒发 此症多服丹药、膏粱、春方①所致。听注。

周庄钱　背疽半腐半敛，根脚红晕，防发丹毒，切勿轻视。

黄芪　枣仁　陈皮　川石斛　砂仁　茯苓　甘草　荷
梗　淮山药

南翔张　搭手腐未尽脱，毒尚未清，误投温补，以致寒热昏愦，幸起丹毒，不致内陷，拟清解营分。

忍冬花　赤苓　白芍　花粉　连翘　粉丹皮　犀角
山栀　紫花地丁　生地黄

肩井发 即上搭手

枫泾池　肩井及外股两处发疽，头虽腐而毒未泄，是以红痛不减，又见红痢，腹痛，后重，胃减，脉软。此皆

---

① 春方：春药。

暑湿之邪，内干脾胃，外留经络所致，拟清暑和中，并兼托毒。

黄芪　赤苓　米仁　藿香　远志炭　陈皮　甘草　六一散

背中属督脉，两傍属足太阳脉。督脉从尻骨后上行背脊中，直上巅顶。足太阳脉从目内眦上额交颠，至耳上角，后行下项，循肩髆，内分二道，一道侠脊傍开寸半，抵腰中，从腰下贯臀，入腘中，一道从肩髆下，侠脊傍开三寸，下过髀枢，循髀外，合腘中，至足小指外侧而终。五脏六腑之俞，皆在脊之两傍。足太阳之部位，发背生于正者，易治，生于偏者，难治。正者督脉，为十二经之统脉，自下而上，主一身之阳，属阳证者多，气血上冲，易起易发。偏者属足太阳脉，为六经之首领，北方寒水之位，自上而下，气血下流，属阴证者多，易陷易塌，又兼脏腑之俞皆在其间，背疽者皆由内而外发。五脏根本，皆系于背。唐太宗有免鞭背之刑。背上受伤，关系脏腑。肺俞在第三椎，生于上者则伤肺。心俞在第五椎，肝俞在第七椎，胆俞在第八椎，生于中者则伤心与①肝。脾俞在第九椎，肾俞在十二椎，生于下者则伤脾与肾。汪省之曰：背疽，令患者两手上下左右摸之，搭着者以搭手治，摸不着者正真发背。余以两手摸之，满背皆搭着，岂满背

---

① 与：原作"于"，据文义改。

俱是搭手而无发背矣。发背者，背疽之总名也，搭手、对心、对脐、肾俞、莲子、蜂窝、椒眼者，背疽之别名也。临证之时，先验其偏正、上下、左右部位，即知属于何脏，再思其发于何因。或阴虚火盛，或醇酒厚味，或怒郁房劳，或丹石热毒，或风寒滞络。再辨其证之阴阳虚实，红活黯滞，高突陷塌。再诊脉之虚实，人之肥瘠，胃气强弱，神识清爽烦闷昏愦，天时寒暑，内外并参，细心玩索，随证立方，循理用药，临时施治，辨症明了，如能丝丝入扣，巧自生矣。今辑二十七方，管窥之论，存待高明之士，更从而正之，鄙人之愿者矣。余听鸿注

余习业费兰泉师处，谈及孟河巨富巢姓，年近耳顺，素喜醇酒厚味，身胖肉厚，正值酷暑，而发背疽，长尺余，阔七八寸。延费士源前辈，吾师之祖也，服药治内。延沙达周先生治外，治之匝月，脓溃腐脱，疮沿渐平，新肌如莲子，色嫩红如珊瑚。胃气甚强，惟疮口不能收束。士源前辈服药数十剂，皆和胃利湿清暑，极平淡之方。沙曰：疮口不收，非用大补，难已生肌奏效。费唔之，仍以苓、术、苡米、藿梗、荷梗、二陈等类。沙急曰：若不用补，岂能速效。费笑曰：患者早食莲子红枣一碗，午饭海参煨肉一碗，正在湿盛之时，利湿清暑和胃尚且不及，倘服参芪温补碍气，气血壅塞，助火内燔，疮色泛紫，胃气一败，神识昏愦，变症眉睫，祸出不测矣，况二人兼治一

症，功过平分，幸勿忧也。先生治外虽精，内科未能讲究，沙乃佩服，共服药百余剂，未服一剂温补而痊。孟河沙达周先生，疡科名重一时，尚未讲究内科，今时之疡科，未知考究内科何如耳。所以人以胃气为本，五谷为养，五果为助，五畜为益，五菜为充，五味调和，补益精气，不可不知。余听鸿志。

孟河巢沛三先生横桥看一开肉铺者，身上流痰十余块，溃后口裂，黑色，根盘肉僵硬，不知痛痒，无脓，流水，肌肉皆削，胃气索然。患者曰：我戒口多时，胃气日败，不知能稍食荤腥。沛三先生曰：思食胃气尚旺，肉鸭稍可食之。患者曰：若能开荤，死亦瞑目。看其病情，多服寒凉，凝结气血所致。投以《金匮》肾气汤，月余，肌肉转红，渐软作痒。至两月后，先生再至横桥，见一人体肥貌丰，叩谢，送番银廿枚。曰：再造之恩，终身不忘。先生觍面①不识，问其原委，从开荤之后，胃日健旺，一方服六十余剂，疮平肌复。所以外症以胃气为本，胃以喜为补，若各物禁之，寒凉克伐戕胃，或温补壅塞助火。圣人云：尽信书不若无书，临症变通，方为上工。

余壬午秋至琴川，有张姓，身上数十孔，大如钱，色黯肉僵，流水无腥秽味，不知痛痒，肌肉瘦削，人皆谓杨

---

① 觍（tiǎn 腆）面：面容羞愧。

梅疮。余曰：寒凉凝结，出前医之方，俱苦参、黄柏、木通、翘、栀、芩、连、土茯苓等类，因戒口极尽，使其开荤，从先生《金匮》肾气法。十余剂后，服温通气血之品，廿余剂而痊，后遇数症，应手，皆食先生之德，故记于此，聊志感仰之意。余听鸿志。

苏州一小儿，甫九龄，颇聪慧，而患流注，肩背腰胁十余处，百端医治无效。余视之曰：此惟大活络丹能愈。服至三十余丸，未破者消，已破者收口，更服补气血之药而愈。盖流注一症，由风寒入膜所致，膜在皮中，旁通四达，初无定处，以所随处作患，此真络脉之病，故古人制大活络丹以治之。其余煎丸，皆非正治。所谓一病有一病之法，药不对症，总难取效也。徐洄溪。

本邑刘近曾夫人，患虚痰流注，色㿠白脉虚，发无定处，病极险危，非旦夕可奏功。余辞不能治。群中一医，以百金包好①，因留在家治之，闻余有不能治之说，笑曰：我医好后，更请徐君质之，当无言可对耳。月余，刘君之兄元谷，招余诊视。近曾出曰：流注之疾虽向愈，而未收口，托在相好，肯一观否？余因视之，肩后疮孔大如钱，内膜干空，与皮不连，气促脉微，诊毕而出，近曾求方，余笑不答，书危在顷刻四字，刘不信。少顷，内呼刘父子入，已气绝矣。群执包好之医，欲加以无礼。余晓之曰：

---

① 包好：担保治好之意。

此病本不治，非药误也，但不知生死，为无目耳。乃释之。盖流注之证，其类不同，大段①皆津液枯而痰流膜内之症，当内外交治，而祛邪补虚，亦另有切病方药，蛮补无益。徐洄溪。

嘉善张卓，年未弱冠，患流注五年，自胁及腰腿连生七八孔，寒热不食，仅存人形。历年共服人参二三千金，万无生理。父母先亡，只有慈母，其伯悉收其田产文契，专待其毙而取之。其从兄汪千，造余家哀恳，余颇怜之，破格往视。半身几成枯骨，此乃虚痰流注。医者不能治其经络之痰，徒费重资，而一无中病者，则药之误，而非病之真无治也。余用大活络丹为主，而外敷拔管生肌之药，医者闻之，大笑曰：活络丹辛暴之药，岂可入口。盖彼惟知俗本所载乌头蚯蚓之活络丹，而不知古方五十余味之大活络丹也。盖流注之痰，全在于络，故非活络丹不效。以后脓稀肉长，管退筋舒，渐能起立。不二年而肌丰肉肥，强健反逾于常。呜呼！不知对病，徒事蛮补，举世尽然，枉死者不知其几也。徐洄溪。

王孟英曰：大活络丹治虚痰流注，深为合法，而外科不知也。若实痰，控涎丹最妙。

《圣济方》五十味大活络丹。如无《圣济方》，《徐洄溪医书六种》录存，查之。听注。

---

① 大段：主要的。

　　洞庭吴姓，从徐州经纪①返棹②，背起粟粒深紫色，而痛应心，周围软肉皆不仁，知非轻证，未至家而就余治，余辞不能，再三恳求，姑用围药束之，稍定。病者曰：我尚未到家，当归处分家事，求借一廛③。如果不治，死无余憾。归二日而复来，其疮不甚大，顶微高而坚黑。当用刀挑破，方可上药。以洋刀点之，洋刀坚利非凡，竟不能入。用力挑之，刀头折。乃用金针四面刺之以泄毒气，内托外敷，其方屡变，然脓从四旁出，顽盖自落，约深半寸，脊骨隐露其尖。腐去，急以生肌散填补之，内服峻补之剂，两月而肉满皮完。此九死一生之证，不早为外束内托，则焦骨攻脏，无生理矣。徐洄溪。

　　周庄陆姓，疽发背，周径尺余，一背尽肿，头以百计。毒气内攻，沉闷昏迷。医者以平塌无头，用桂附托之。余曰：此疮止宜收小，若欲加高，则根盘如此之大，而更加高，则背驮栲栳④矣。此乃火毒，用热药必死。乃以束根盘提毒之药敷之，一夕疮头俱平，皮肤亦润。止有大头如杯，高起于大椎骨之下，大三寸许，尚不思饮食，惟求食西瓜，医吓以入口即死。余纵其所食，一日之内，连吃两个，明日知饥，欲求饮食，肉四两，饭半碗，明

---

　　① 经纪：经营，做生意。
　　② 返棹（zhào 照）：乘船返回。泛指还归。
　　③ 廛（chán 缠）：古代城市中的住宅。此处借指归家。
　　④ 栲栳（kǎolǎo 考老）：由柳条编成的容器，形状像斗，也叫笆斗。此形容背疽高突。

日更加。始终用托毒清火之剂，而脓成口敛。余嘱曰：此疽初起盈背，背中脂膜皆空。非填补里膜，必有他变。有庸医献媚曰：病已全愈。为此说者，图厚谢耳，我力能保之，病家利其省费，从之。至来年三月，忽旧疤中一细眼流血不止，放血斗余，两日而卒。盖其前一背尽肿，其中之脂膜俱化成脓，从大口出尽。庸医安知治法，贪利误人，富贵之家，往往最信此等人，可不察耶。徐洄溪。

　　郡中唐廷发，偶过余寓，时方暑，谓背上昨晚起一小瘰，搔之甚痒，先生肯一看否？余视之骇曰：此对心发也。唐不甚信，曰：姑与我药。余曰：君未信余言，一服药而毒大发，反疑我误君矣，含笑而去。明日已大如酒杯，而痛甚，乃求医治。余曰：此非朝夕换方不可，我不能久留郡寓，奈何。因就医余家，且暮易法。其中变迁不一，卒至收口。其收口前十日，忽头痛身热，神昏谵语，疮口黑陷，六脉参差。余适出门两日，归而大骇，疑为疮证变重，几无可药。细询其仆，乃贪凉当风而卧，疮口对风，膏药又落，风贯疮中，即所谓破伤风也，乃从外感治法，随用风药得汗而解。身凉神清，疮口复起，仍前法治而痊。若不审其故，又不明破伤风治法，则必无效，惟有相视莫解而已。徐洄溪。

　　余幼时在孟河，见吾师曹秋霞先生三弟，名焕美。风寒虚痰入络，肢腿隐痛，彼因自开药肆，妄自立方，以参、芪、鹿胶、杞、仲、附、桂、熟地温补之品，服三四剂，痛甚。服至十余剂，四肢瘫痪不能动，肌肉如死，不知痛痒，二便遗之满床。后延马培之先生及其大少君逸亭兄诊视，曰：风寒虚痰阻络，被腻补碍塞气机，营卫不通，已成坏症，不治之病。后延之匝月，逢骨节大肉处，色㿠白，内溃，流黏水，肉如烂瓜而毙。所以药误比病死更速更惨。余因流注发背为外科大症，录医案数首以广见闻。然温补寒凉，细心斟酌，倘一误投，追悔莫及矣。余听鸿志。

肩臂部

肩疽

丹徒黄　肩挑伤络，瘀凝为毒，与风湿治法不同。

柴胡　连翘　广皮　青皮　归须　半夏曲　土贝　甘草　木瓜　丹参　桔梗

肩疽生于足少阳胆经，负重气血凝结而成，先生用药从少阳进步，所谓引经之药也。听注。

乐疽

休宁倪　腋上坚肿，痛引乳络，由包络血热气郁而成，名为乐疽。月余不溃，颇属顽症。

党参　远志肉　川贝　黄芪　川石斛　茜草　夏枯草　丹参　白芍　荷叶蒂

鱼肚发

青浦颜　臑后垂肉，焮肿赤色，名鱼肚发，拟行瘀化毒。

柴胡　桃仁　厚朴　杏仁　青皮　桔梗　广皮　江枳壳

鱼肚发生于心经之青灵穴。<small>听志。</small>

石榴疽

太仓邱　少阳相火与外风相搏，肘尖患疡，名曰石榴疽，以菊花清燥汤主之。

生地　当归　甘菊　麦冬　黄芩　川芎　白芍　知母甘草　柴胡　升麻　土贝　地骨皮　犀角尖

肩臂疮疽甚多，有群书可考，纵不出痈疽治法。如治内症，伤寒不出六经。温热须辨三焦，外症亦然。今采四方，一经之症，皆有引经之药，随症加之。徒使发散托里，诚恐无益。<small>余听鸿注。</small>

长兴周某之子，臂生疽，经年脓水不干，变为多骨。所食米粒，渐有从疽中出者，奄奄待毙。余为内托外敷，所服末药，从疮口出，继而脓渐减少。所出碎骨，皆脓结成，出尽之后，肌肉日长，口收痂结而愈。<small>徐洄溪。</small>

乳胁腋肋部

乳　痈

光福徐　右乳红肿作痛，脉数有力，此乳痈欲作脓也，拟神效瓜蒌散。

全瓜蒌　连翘　漏芦　橘核　土贝　蒲公英　甘草
银花　角针

太仓杨　乳房结核，由气血相搏，因而成癖，以调气
血，佐以清解为主。

当归　川贝　陈皮　川芎　山慈菇　白芍　苏子　青
皮　甘草　山楂核

周庄钱　乳房红肿，势难全散，投以疏解半托半化。

蒲公英　川芎　银花　土贝　角针　青皮　甘草
橘叶

金泽宋　乳房作痛，恶寒发渴，此属厥阴气阻。

柴胡　赤芍　丹皮　蒌仁　黄芩　连翘　枳壳　橘叶
蒲公英

陈墓李　乳傍木肿，已经半月，症属外吹，以橘叶散
治之。

柴胡　山栀　橘叶　陈皮　连翘　青皮　川芎　甘草
黄芩　芦根

青浦朱　乳痈双发，寒热疼痛，但此霉令，以解毒利
湿为主。

葛根　陈皮　厚朴　瓜蒌　枳壳　青皮　滑石　麦芽
扁豆皮

黎里施　乳块虽松，姑置弗治，泛泛欲呕，饮食渐
减，是脾被肝戕，且以养胃和肝为主。

半夏　白芍　茯苓　陈皮　伏龙肝　益智　金石斛
蔗浆炒竹茹

南翔周　肝胃不和，乳汁壅滞，结为乳痈，昼夜胀痛，正在蒸脓之候，拟与清肝行乳，以冀脓泄痛减。

柴胡　新会皮　漏芦　青皮　山楂核　瓜蒌　蒲公英
麦芽　连翘

嘉定张　乳癖溃传囊络，穿头不一，是肝胃之火，治宜清凉通乳，指日可愈。

羚羊角　连翘　夏枯草　土贝母　瓜蒌仁　银花　大麦芽　甘草

崇明蒋　乳漏经年，脓水不绝，缠囊溃络，脉形细涩。系产后血虚，理宜补托，漏可愈矣。

洋参　石斛　丹参　川芎　茺蔚子　黄芪　归身　白芍　川贝

金泽许　乳中结核两月，木肿不痛，名为乳癖。幸有哺乳，囊络疏通，法以化坚行瘀，核自消矣。

葛根　茺蔚子　青皮　夏枯草　麦芽　连翘　瓜蒌仁
陈皮　山楂核　川贝

复方　前方已适。仍以此法继进。

党参　瓜蒌　川石斛　川芎　川贝　黄芪　青皮　夏枯穗　橘白　香附

上海金　乳裂，愈而复发，发而仍愈。小儿吮乳，痛如针刺，乃肝胃受热之故。虽为小恙，治之非易。

生地　川芎　花粉　橘叶　羚羊角　当归　白芍　白
芷　藕汁　蒲公英

泗泾吴　右乳疼痛经旬，阳明气阻，脉来弦急，欲作
脓矣，拟托里托毒。

煨葛根　川芎　鲜莲房　王不留行　忍冬花　瓜蒌
蒲公英　角针

崇明叶　乳痈溃后，脓出未尽，寒热微作，属阴虚生
内热，拟八珍汤主之。

党参　归身　白术　甘草　银柴胡　生地　白芍　茯
苓　川芎　新会皮

芦墟沈　毓麟七月，乳上患痈，名曰内吹。破溃一
月，脓水淋漓，四围余肿未退，传囊又发，治宜安胎
化毒。

生地　瓜蒌　淡芩　甘草　银花　荷叶　橘皮　川
石斛

鸭村顾　怀妊六月，右乳焮肿作痛，名为内吹，宜安
胎化毒。

柴胡　土贝　橘皮　蒲公英　甘草　黄芩　川芎　生
地　制香附

湖州钱　乳癖是肝脾二经气血凝滞，结为痈毒，皮色
不变，漫肿无头，宜和肝脾为主。

制香附　石斛　楂核　丹参　广皮　炙橘叶　川贝
白芍　竹茹

七堡陶　乳痈，已久延不已，防其变漏。

黄芪　川芎　蒲公英　白芍　鲜荷叶　花粉　广皮
萱草根

盛泽周　乳痈作痛，肝火郁也。

瓜蒌皮　橘核　夏枯草　川贝　枳壳　蒲公英　连翘
川楝皮　山栀　竹叶

震泽沈　肝气抑郁，宿患乳核，宜平肝解郁。

川楝子　薄荷梗　香附汁　丹皮　瓜蒌实　青橘叶
夏枯穗　山栀

某　情怀悒郁，肝气不舒，患乳生痈脓溃。血液大
耗，气蒸上逆，咳嗽左胁内痛，不能转侧。盖肝络少血内
养，左右升降不利，清润治嗽无益。

炒桃仁　当归　茯神　丹皮　柏子仁　阿胶

某　咯血后，左乳傍胀，嗳气始宽。是左升太过，右
降无权，肝络阻塞，气为之痹也。

旋覆花　枇杷叶　新绛　牡蛎　熟地炭　青葱管
阿胶

沈氏　肝气郁遏，宿痞乳痈。

川楝子　黑山栀　薄荷梗　香附汁　夏枯草　瓜蒌实
青橘叶　丹皮

刘氏　乳房为少阳脉络经行之所，此经气血皆少。由
情怀失畅，而气血郁痹，有形而痛，当治在络。恐年岁日
加，竟成沉痼疾，非痈脓之症，以脉不浮数无寒热辨之。

柴胡　夏枯草　归身　白芍　川贝　茯苓　甘草

某氏　乳房结核是少阳之结，此经络气血皆薄，攻之非易，恐产育有年，酿为痃症耳。

青蒿　丹皮　香附　橘叶　青菊叶　泽兰　郁金　当归须

乳　岩

浏河冯　左乳结核，积久方痛，肝郁成岩。宜襟怀宽解，庶可带病延年。姑拟益气养荣汤，以观机宜。

人参　茯苓　陈皮　川贝　当归　川芎　黄芪　熟地白芍　桔梗　於术　甘草　制香附

盛泽许　乳中结核多年，不疼不痒，日渐高肿，脉来细涩，左关弦甚，此乃肝脾气郁而成，难以消散。且以归脾汤常服，庶不致溃。

党参　冬术　归身　陈皮　远志　黄芪　茜草　川贝甘草　茯苓

嘉定林　乳疡之中，岩为难治。

党参　白芍　茅菇　川贝　归身　天葵　苏子　蒌仁夏枯草

枫泾许　乳岩之症，皆由情志不遂，肝脾积郁而成。现在溃烂，失血如墟①，治之颇属掣肘，倘能怡养性情，即延年上策。乞灵药石，诚恐无补。

---

①　墟：原指毁坏，此借指失血量巨大。

清阿胶　合欢花　枣仁　黄绢灰　金石斛　北沙参
茯神　白芍

浒关孙　乳房为少阳行经之地，气血皆少。加以情怀
失畅，气血痹郁，有形而痛。治当在络，脉涩，无寒热。
非痈脓之候，恐年齿日加，必成岩症。

柴胡　佩兰　川贝　夏枯草　当归　茯苓　甘草
白芍

吴江徐　乳岩溃腐，勉拟补益，聊作支持之计。

党参　黄芪　川贝　远志　川郁金　白芍　当归　冬
术　茯苓　甘草

常熟张　三阴疟后，两乳坚肿，此由肝脾气郁，防成
岩症。

柴胡　威灵仙　归身　川石斛　白芍　制首乌　牡蛎
木槲叶

无锡秦　乳岩多由肝脾气郁所致，不疼不痒，似乎小
恙。然非轻浅之症，宜情怀宽解，庶几免溃烂之虞。

党参　枣仁　丹参　茜草　清阿胶　黄芪　川贝　续
断　白芍

荆溪俞　乳岩四十载，溃烂如墟，秽水淋漓，甚则出
血。证属棘手，殊难图治，且以止血。

黄绢灰　地榆灰　陈棱灰　丝绵灰　藕节灰　蒲黄灰
艾叶灰　马尾灰　血余灰　莲房灰

各药醋炙为末，糯米汤下。

昆山王　年已五旬，乳岩经久，不能全消。宜涤虑除烦，胜于苦口药石。

全香附　川贝　山楂核　广皮　白芍　山茨菇　当归煅牡蛎

南浔宋　肝胃不和，乳中结核，始以澹然，渐致狂獗。书云：岩无愈理。况素有气恼，肝阳尤盛。宜屏开家务，希图渐消。

制香附　陈皮　党参　白芍　山茨菇　川石斛　当归川贝

黎里陈　乳房结核，在少阳之络。此经气血皆薄，攻之非易，恐迁延岁月，酿为岩证耳。

川郁金　香附　丹皮　泽兰　鲜菊叶　青橘叶　当归青蒿　蒺藜　鲜竹茹

震泽沈　乳房结核如拳，青筋暴露，脉来细涩，此因气血不和，郁结成岩。证属顽硬，无求速愈，拟煎剂以和营卫之乖违，进丸剂以攻结核之坚顽，庶几得中病机。

生洋参　茯苓　川芎　冬术　白芍　炙橘叶　归身甘草　生地　牡蛎

附丸方　制香附　神曲　茯苓　甘草　川芎　白术黑山栀　厚朴　橘红　楂肉

乳症，皆云肝脾郁结，则为癖核；胃气壅滞，则为痈疽。乳头属肝，乳房属胃，男子乳房属肾，此乃先哲大概言也。大匠诲人，与规矩而已，况乳疡证名甚多，有群书可考。然治法之巧，在临证施治之人，余细思之，胸中所过经络甚多，其症之始，各有其源。若不知经络病因虚实，如治伤寒不辨六经，茫无头绪，聊将经络病因录之，幸乞高明指正。《内经》曰：脾之大络，名曰大包，出渊腋下三寸，布胸胁。胃之大络，名曰虚里，贯膈络肺，出左乳下，其动应衣。脾胃之大络，皆布于胸中。足太阴脾脉，络胃，上膈。足阳明胃脉，贯乳中，下膈，属胃络脾。脾胃二经之脉，皆过其间。足厥阴肝脉上贯膈，布胁肋。足少阳胆脉合缺盆，下胸中，络肝，循胁里。手厥阴心包之脉起于胸中，循胸出胁，下腋。手太阴肺脉循胃口，上膈，横出腋下。经云：冲脉任脉皆起于胞中，任脉循腹里，上关元，至胸中。冲脉侠脐上行，至胸中而散。乳房之部位属脾胃，乳之经络属肝胆。胸中空旷之地，而行气血。心主一身之血，肺主一身之气，心肺皆在胸中。谷入于胃，以传于肺，五脏六腑皆以受气。清者为营，浊者为卫，营气行于经隧之内，卫气行于皮肤分肉之间。乳汁生于脾胃之谷气，故其味甘。疏泄主于肝胆木气，肝主疏泄是也。乳汁厚薄，主于冲任之盛衰。冲任为气血之海，上行则为乳，下行则为经，妇人哺乳则经止。男子之乳房属肾，何也？男以气为主，女以血为先。足少阴肾之脉络膀胱，其直者从肾上贯肝膈，入肺中。水中一点真阳，直透三阴之上。水不涵木，木气不舒，真阳不能上达，乳中结核，气郁，无血液化脓，比女子更甚。虽云肝病，其本在肾。鄙见治乳症，不出一气字定之矣。脾胃土气，壅则为痈。肝胆木气，郁则为疽。正气虚则为岩，气虚不摄为漏，气散不收为悬，痰气凝结为癖、为核、为痞。气阻络脉，乳汁不行，或气滞血少，涩而不行。若治乳从一气字着笔，无论虚实新久，温凉攻补，各方之中，挟理气疏络之品，使其乳络疏通。气为血之帅，气行则血行。阴生阳长，气旺流通，血亦随之而生。自然壅者易通，郁者易达，结者易散，坚者易软。再辨阴阳虚实，譬如内吹、外吹、乳痈、乳疽，属阳者多。乳岩、乳悬、乳痞、乳劳等，属虚者多。乳核、乳癖等坚硬，属气郁者多。何经之症，参入引经之药。今采四十方，皆内科手笔，平淡中自有神奇。当细心参而玩之，采以群书，加以巧思。临症操纵有权，治法自然可得。余听鸿注。

　　徐洄溪先生治东洞庭刘某夫人，患乳疬，医者不能消散。成功之后，又用刀向乳头上寸余出毒。疮口向上，脓反下注，乳囊皆腐，寒热不食，将成乳劳，内外二科聚议无定，群以为不治矣。延余诊之，曰：此非恶证，治不如法耳。尚可愈也。但须百日耳。其家戚族，皆少年喜事，闻余言，欲塞群医之口，向病家曰：我辈公恳先生，留山中百日，必求收功而后已，如欲归家，备快船以迎送。余初不允，继勉承之，多方治之，至九十日而未见功。病者柔弱畏痛，既不敢于乳下别出一头，而脓水从上注下，颇难出尽，故有传囊之患。忽生一法，用药袋一个，于乳头之下用帛束缚之，使脓不能下注，外以热茶壶熨之，使药气乘热入内。又服生肌托脓之丸散，于是脓从上泛，厚而且多，七日而脓尽生肌，果百日而痊。后以此法治他证，无不神效。可知医之为术，全赖心思转变，刻舟求剑，终无一验也。<small>徐洄溪。</small>

余幼时，在太平洲治施姓。先有寒热，后右耳后红肿如核桃。延外科某治之，谓耳后发，将耳后用刀挑穿，十余日，脓不能出。因其疮口向上，脓从下注，渐渐灌注于项，至肩，如负一囊。肌肉日削，胃气日败。后到吾师药肆中卖药，余见悯之，问其情形，曰：外科某要包医，索五十金。因雇佃长工，每月七百文，亦则能待毙而已。言之泪下。余忿极，曰：富贵之人轻医，亦不可，贫窭之人索重谢亦可恶。余虽未习外科，与你治之。按其疮软如绵，郁郁皆脓，内中漍漍①有声，若再迁延，内伤里膜。即用钉书铁钻，用纸卷紧，露锋六分，灯盏火烧红，在项后近肩井处另烫一孔，使其脓可下出。当时插入纸捻，吞蜡矾丸，用围药，将醋调束其根，服提脓内托之药。明日将纸捻拔出，脓出流之满背，有碗许。惜其新开之孔太小，出之不尽，再用旧絮卷好，卧后垫于项下，将枕头抽去，上下两孔脓渐出，内有腐肉，塞口不能出，用银匠之铁钳挟之不能出，再从新孔之傍，离三分，另开一

---

① 漍漍（guó 国）：流水声。

孔，药线穿过，系之，溃开。将腐肉取尽，再将生肌之药用纸条插之，围以敷药，吞琥珀蜡矾丸。服补托之剂，匝月而痊。因一时之愤，数十日不安，幸藜藿之躯能受此痛楚，若柔肌嫩肉，断难收功。此余二十七岁之事，今十有九年，未敢与人治一疡症，知疡科不易为也。余听鸿志。

胁 痛

东山沈　胁痛由郁怒而成，七情为病，难以调治，不可以外证忽之，议与柴胡清肝汤。

柴胡　川芎　当归　白芍　川郁金　山栀　陈皮甘草

德清韩　咳呛久延，左偏胁肋高肿，色紫作痛，系咳伤肝肺两络，遂发痛疡。此症最忌内溃穿膜，难以图治，切勿轻视。

枇杷叶　杏仁　川贝　苏子　天竺黄　瓜蒌仁　桔梗桑叶　芦根　冬瓜仁

复方　胁痛破后，旦夕流脓无息，抑且腥秽，此元气衰也。如以咳呛不减，胃气困顿，甚非佳兆，当另图谋。

党参　白石英　生谷芽　桑叶　五味子　黄芪　陈淮麦　北沙参　橘白

苏州张　胁次作痛，须防成痈，拟运行之法。

澄香　丝瓜络　陈皮　青皮　蒌仁　半夏曲　川郁金归须

南浔卜　气逆胁肋作痛，治从气分络分。

枇杷叶　新绛　澄香　青皮　通草　炙橘叶　苏梗
陈皮

吴　右胁有形高突，按之无痛，此属瘕痞，非若气结
痰凝，难以推求。然病久仅阻在脉，须佐针刺宣通，正在
伏天，宜商。

真蛤粉　白芥子　半夏　郁金　瓜蒌皮　黑栀皮　橘
红　姜皮

王　骑射驰驱，寒暑劳形，皆令阳气受伤。三年来右
胸胁形高微突，初病胀痛无形，久则形坚以硬。是初为气
结在经，久则血伤入络，系于脏腑外廓，犹堪勉强支持。
但气钝血滞，日渐瘀痹，而延癥瘕，怒劳努力，气血交
乱，病必旋发。故寒温消克，理气逐血，总之未能讲究
络病工夫。考仲景于劳伤血痹诸法，其通络方法，每取
虫蚁迅速，飞走诸灵，俾飞者升，走者降，血无凝阻，
气可宣通。与攻积除坚，徒入脏腑者有间。录法，备
末议。

蜣螂虫　䗪虫　当归须　生牡蛎　煨木香　川芎　生
香附　夏枯草

用火酒曲末二两，加水稀糊丸，无灰酒送下三钱。

从仲景大黄䗪虫丸、鳖甲煎丸化出。轻者，《金匮》
旋覆花汤加味亦妙。能静注。

葛　酒客大便久泻，胁上曾发痈疡，春夏胁下有形，

腹形满胀。此久蕴湿热痈脓，自利未能泄邪。肠胃气壅，利频不爽。法当分消以去湿热，若攻劫太过，必伤脾胃。议用丹溪小温中丸，早进二钱五分，晚进二钱五分、三两。

腋痛

香山钟　腋痛漫肿无头，疼痛寒热，皮色不变。系肝脾二经气凝血滞而成，投以柴胡清肝汤。

柴胡　连翘　防风　当归　山栀　川芎　黄芩　甘草　瓜蒌仁

奉贤程　有时鼻衄，此热在营分也。加以两腋肿痛，皮红高起，内已酿脓。但虚体未便针刀，待其缓破，俾一拥而出，易于收功。

稽豆皮　鳖甲　川贝　川石斛　地骨皮　牡蛎　陈皮

肋痛

太仓朱　左肋硬肿，痛引右肋，绵延两月，脓势将成，近加哕呕，饮食少纳。此痛伤胃气，以培中土为先，外疡在次。

党参　瓜蒌仁　甘草　川郁金　茯苓　黄芪　半夏曲　陈皮　焦白术　竹茹

黎里陈　肋痛属厥阴经，故小便近阴囊处抽掣引痛，皆属肝络也，理宜和肝化瘀为治。

柴胡　苏梗　桃仁　元胡索　制香附　青皮　茯苓

归须　甘草节

腋、胁、肋皆在身之侧。手厥阴包络之脉，过腋。足少阳胆、足厥阴肝、足太阴脾、足阳明胃四经之脉，皆行于胁肋之间，骨疏肉薄之处，与里膜最近。腋胁肋生痈，皆由肝脾郁积，气滞血壅，或肝胆火毒，郁怒而成，每生于体虚之人。先哲云：始终最忌寒凉。或云：始终当禁温热。鄙意思之，各有其因。身之侧者，躯壳经络之病也。寒凉温热直入中宫，与经络不得相关。脾为至阴湿土之脏，寒凉易于败脾戕胃，而伐生生之气。脾胃一败，哕呕泄泻，变症百出。肝为风木，胆为相火。风性喜窜，火性善炽。误投温热，不异抱薪救火。风火相搏，易窜易溃。倘里膜一穿，立见其危。古人治法，壮胃气者，藉谷气而生气血，即内托之法也。疏络者，使其血气流通，即外消之法也。今采十一方，皆疏肝理气，清热消痰，和胃化痰等法，不犯温热寒凉之弊。再兼虫蚁之搜求络中之凝滞，小温中之利湿分消，皆出神入化之思。临症潜心体认，治法自有进阶矣。余听鸿注。

壬午，余至琴川，有一兴福卖糕团者，胁骨生痈。疡科谓外肺痈，开刀出毒，四十余日，疮口不敛，时流稀脓。家窘，听其不治。余诊之，脉来虚弦兼数，咳呛白痰，咳则稀脓流出，渐成疮劳，幸里膜未穿。与服蜡矾丸，先护里膜。进以金匮旋覆花、千金苇茎法，旋覆、新绛、枇杷叶、生冬西瓜子、苡米、淮山药、石斛、生扁豆、茯苓、川贝、鲜荷梗、橘叶、鲜百合、毛燕①之类，肺胃并治，服三十剂。咳减纳增，脓出渐少而厚。先以提脓末药提之，再以生肌等药填之，两月余而愈。所以缓治平淡，久则自然有功。再服毛燕月余，咳止，疮口平复。如此症，或医药寒凉温补乱投，或病家性急不信服药，每弃而不治者多矣。余听鸿。

腹　部

小腹痛

浒墅关王　小腹漫肿坚硬，皮色不变，此腹痈也。系七情郁结，脾虚气滞而成，拟和气养营汤主之。

党参　陈皮　白术　黄芪　茯苓　当归　熟地　沉香
甘草　丹皮

丹阳田　小腹痛。

官桂　艾绒　山楂核　炮姜　丹皮　木香　薤白头
神曲　枳壳

南浔董　小腹隐痛，木肿不散，脉来细数，便秘食少。殊属虚候，须得脓泄，方保无虞。

黄芪　杏仁　生大黄　青皮　桃仁　角针　芒硝　大
腹皮　苡米

---

① 毛燕：洞燕的一种。原产地包括泰国、印尼、马来西亚的沙巴及砂劳越。

少腹痛一症，在脐下关元丹田等穴。陈远公[①]云：此处必无阳症，因其属阴部位也。一用阳药，立可成功。《心法》曰：小腹痛由七情火郁而生。[②] 又不能用热药，不若见证治证为妥。如漫肿坚硬，皮色泛红有热，为阳。七情郁火所结，当以清化。无热不红者，属阴寒凝结，血阻气滞而成。当以温通。若膏粱煎煿，或喜服丹砂，郁热内壅，苦咸速下，亦不可少。余采三方，虚者补之，秘者下之，寒者温之。先生用药变化，已见大概矣。然腹部痛疽各症，当用卧针，直针易穿里膜耳。<small>听鸿注。</small>

腹皮痈

嘉定姚　咳嗽，血色瘀浊不鲜。此肺经伏热，加以脐旁皮里膜外隐痛不止，日久肿发于外，结成腹皮痈，脉来沉数而细。拟清解肺胃，佐以双解贵金丸下之，以参消息。

苏子　紫菀　茜草　桑叶　杏仁　桔梗　冬瓜仁
茅根

附　双解贵金丸

生军五钱，白芷二钱五分，研末为丸，葱酒送下。服之药前。

---

① 陈远公：陈士铎，字敬之，号远公，别号朱华子，又号莲公，自号大雅堂主人，浙江山阴（今浙江绍兴）人。约生于明天启年间，卒于清康熙年间。据嘉庆八年《山阴县志》记载："陈士铎，邑诸生，治病多奇中，医药不受人谢，年八十卒。"

② 小腹痛……而生：出语《丹溪心法·六郁》。

脐痈

苏州吕　手少阴火毒移于小肠，以致神阙肿痛，高突若铃，皮色不变，并无寒热。外用隔蒜灸，内服清凉之剂，以望消散。

黄连　连翘　山栀　黄芩　槟榔　木香　甘草　赤芍　银花

脐漏

盛泽杨　脐痈破后，时流秽水，面色㿠白，脉软无力，疮怯之渐也，拟固本育阴为主。

生熟地　天冬　茯苓　山药　黄芪　骨碎补　女贞子　麦冬　丹皮　泽泻

此脐漏伤阴，肾火外越。

脐中出水

吴江朱　脐中不痛不肿，搔痒则黄津流出。此属肠胃湿热，宜黄连平胃散主之。

黄连　苍术　甘草　黄芩　厚朴　陈皮　米仁　赤苓

少腹脐部五方。如腹皮痛兼肺热，丸煎并行，丸药过胃至下焦而化，下其已壅之瘀而不伤胃。汤剂轻浮治上，不犯下焦。内中一味桔梗，更有深意。

脐痈，心为火脏，小肠火腑。火郁于内，寒气凝于外。芩连苦先入心泄热，加以行滞理气解毒。再以隔蒜外灸通阳，治法极密。脐漏伤阴，固本育阴之六味滋肾水，则火焰自熄矣。脐中搔痒出水之黄连平胃散除湿化热。虽遵古法施治，若不平时用功，岂能到此。腹部之疡，用药须保脾胃，佐行经活血之品。倘误用寒凉克伐，脾胃一败，肿陷难溃，溃后难敛，里膜一穿，多致不救。余听鸿注。

前后阴部

前　阴

某　酒客淋浊，必系湿热之邪著于气分，故五苓、八正俱用通利。病数年不愈，必由情欲致伤，败精血阻于内窍，溺与精异路同门，茎中因败精腐阻居多，必通败精，一定之理。

杜牛膝一两五钱捣汁，冲入麝香三分。虎杖散

某　寒入厥阴之脉，结为气疝。痛则胀升，气消绝无踪迹。疝气下元已亏，不可破气攻疝。尿管痛，或溺阻。温养下元，佐以通窍。

鹿茸　麝香　韭菜子　蛇床子　茴香　归身　覆盆子青盐

某　脉象和缓，小便时茎中痛连及上。若溺长，则不病也。此系阴中有火。宜以养荣合导赤，用东垣法。

熟地　黄芪　白芍　於术　归身　陈皮　炙草　茯苓生草梢　木通　淡竹叶

常熟沈　茎头红肿，溺管涩痛，小溲点滴难出。系肾

水不足，阴中伏热。故暑天则发，秋冬则瘥，是内阴不胜外也，拟知柏八味滋水泄热。

生地　丹皮　黄柏　知母　泽泻　淮山药　茯苓　麦冬　荷梗　绿豆皮

高　脉数汗出，身热吐血，五日，胸脘①不舒，舌色白。此阴虚本质，暑热内侵营络，渐有时疟之状，小溲茎中作痛，宣通腑经为宜。

鲜生地　连翘　滑石　竹叶　郁金汁　甘草梢

福山褚　茎头腐烂作痛，小溲浑浊，溺管涩痛，舌白口秽，脾经湿热下注，拟利湿清热。

白术　黄柏　苡米　猪苓　赤芍　忍冬藤　滑石　通草　甘草梢　鲜荷梗

子　痛

某　疝本肝肾为病，又挟湿热下注热，以致睾丸肿痒。昔子和分导湿热，丹溪利气辛芳，以二者兼治之。

萆薢　白鲜皮　茯苓　米仁　通草　生草梢

囊　痛

陈　脉沉弦，舌灰边白，腰胯②气痛，肾囊睾丸肿大。此湿热为病，乱吃发散消导，湿邪下坠为疝，治当分消。

---

① 脘：原作"腕"，诸本同，据文义改。

② 胯：同"胯"。

草薢　黄柏　山栀　茯苓　丹皮　防己　猪苓　泽泻
汤　囊肿腹胀，此属疝蛊。

茯苓皮　海金沙　白通草　大腹皮　厚朴　广皮　猪
苓　泽泻

汪　昨进分消方，热势略减，小溲略通。所有湿热秽
浊，混处三焦，非臆说矣。其阴茎囊肿，是湿热甚而下坠
入腑，与方书茎肿款症有间，议河间法。

飞滑石　石膏　杏仁　厚朴　猪苓　寒水石　泽泻
丝瓜叶

又　川连　淡黄芩　生白芍　枳实　六一散　广皮白
生谷芽

《内经》曰：足三阴之脉逆行，皆从足走腹，湿气自
下先受。《内经》曰：三焦者决渎之官，水道出焉。上焦
如雾，中焦如沤，下焦如渎。渎者蓄泄之谓也。下焦者，
别回肠，注于膀胱而渗入焉。下焦不治，水蓄膀胱。肾为
水之脏，膀胱为水之腑，茎为泄水之路，精之道也。脾为
湿土，脾虚湿积，水蓄不能泄。肝主疏泄，茎为筋之宗，
热壅不能泄。肾为胃之关门，浊阴闭而不能泄。所以茎
头、溺管、肾囊之症，先以利湿为先。譬如脾脏湿热者，
五苓散等取术以健脾泄之。肝脏湿热，龙胆泻肝等苦而泄
之。肾经之湿，以通关滋肾知、柏、地黄等，兼养阴而泄
之。所以下疳囊痈，湿热病也。先通水道，使壅塞之湿
热、腐精、败血涤而清之，不致为患。倘踌躇不决，发表

攻里，不能及病，如水回薄①，瘀蓄不通，渗入囊中，则囊穿。阻于茎中，则茎腐。若能早使其下泄，无决岸溃堤之患。虽生痈，难于成功。如囊痈下刀烫火针，囊肿成脓，皮厚须先按定头在何处，用墨画线，将针用纸卷好，露锋几许，将睾丸推开，卧针刺之，可不损睾丸里膜，易于收功，屡治皆验。余听鸿注。

肛 漏

王氏　凡女科书，首篇必论调经，既嫁必究孕育，结褵②十载，未能得胎。病在至阴之脏，延及奇经八脉。述经迟晨泄，心若摇漾③，得食姑缓，肛疡久漏，都属下损。

人参　紫石英　当归　茯苓　鹿茸　补骨脂

枣艾汤泛丸。

徐　虚损四年，肛疡成漏，食物已减十三，形瘦色黄。当以甘温培中固下，断断不可清热理嗽。

人参　茯苓　山药　炙草　芡实　莲肉

陈　春病至夏，日渐形色消夺，天地大气发泄，真气先伤，不主内守。为损怯之症。不加静养，损不肯复，故治嗽治热无效，交节病加，尤属虚象。脉左数甚，肛有漏疡，最难调治。

熟地　炒山药　茯苓　建莲　猪骨髓

---

① 回薄：循环相迫，反复无常。

② 结褵：结婚。

③ 摇漾：飘忽不定。

曹　肌肉苍赤，脉小数疾。童年真阴未充，囊下肛前，已有漏危。阳升失潜，巅窍如蒙。常与壮水制火，犹虑变幻损怯。

六味去萸肉，加生白芍、黄柏、知母、人中白。蜜丸。

王　少年阴火直升直降，上则失血咳逆，下坠肛疡延漏。皆虚劳见端，食减至半，胃关最要。非可见热投凉，以血嗽泥治。肺与大肠为表里，肺移热于下则成肛漏，培土生金，把握中官之法。

熟地炭　建莲　霍石斛　茯神　炒山药　芡实

郑　虚损四五年，肛漏未愈，其咳嗽失血，止如经旨精不主上奉，阳气独升降。奈何见血投凉，治嗽理肺。病加反复，胃困减食。夫精生于谷，中土运纳，则二气常存。久病以寝食为要，不必汲汲论病。

生黄芪　诃子肉　黄精　白及　苡仁　南枣

淡水煎膏，不有蜜收。略饥用五钱，参汤送。

杨　惊惶忿怒，都主肝阳上冒，血沸气滞瘀浊。宜宣通以就下。因误投止涩，宿瘀不清，新血又瘀络中，匝月屡屡反复。究竟肝胆气，气血皆郁，仍宜调达宣扬。漏疡在肛，得体中稍健设法。

旋覆花　新绛　青葱管　炒桃仁　柏子仁

肛漏者，皆属肝脾肾三阴气血不足。何以肛漏在三阴者？足三阴、任、督之脉，皆走前后二阴之间。肺与大肠为表里，肛者肺之使，大肠之门户也。始因醇酒辛辣，醉饱入房，疾奔久坐，筋脉横解，脏腑受伤。经云：陷脉为瘘，气虚湿陷为痔。痔破久漏，气血皆虚。肺主一身之气，赖无形约束有形。三阴渐虚，肺亦随之而弱。肺实则温，温则内气充而有所蓄。肺虚则寒，寒则内气馁而不能收蓄有形滋膏。肺为五脏之首，布精诸脏，诸脏一虚，肺反受诸脏之敌。何也？脾虚土不生金，子不能受母之益，肾虚水不养金，子反盗虚母气。金堪伐木，肝阴不足，木火反来刑金。肺之一脏，受诸脏之创，气虚不能收束。肛漏滋水淋漓，若不杜渐防微，如一蚁溃堤，沧海漏卮①难实。脾气不固则泄泻，肾气不固则遗精。肝火刑金，吐痰呛咳，久积成劳。如针之空，竟可伤身。所以治漏之法，如堤之溃，如屋之漏，不补其漏，安能免乎？治漏者先固气血为先，气旺内充，而能收蓄，使其不漏，可无害矣。津液日增，虚损可复。若专顾其疮，插红升白降，或线穿药割，使其小而致大，大而致溃。虚弱柔嫩之躯，痛苦万状，怆地呼天，莫之能救，将内之新肉，做成腐脓败血，再服苦寒戕胃，利湿伤津，致成内热，肌削喘促，腹膨泄泻而死者，谁误之也？呜呼！病者为一线之孔，愿受剐割之刑。医者竟将号痛极惨之形，而神其伎，名重者比比皆然，致人于死地，庸庸者无须言矣。今存六方，奇脉久漏

---

① 漏卮（zhī 只）：有漏洞的盛酒器。此处指元气外溢。出自《淮南子·氾论训》："今夫溜水足以溢壶榼，而江河不能实漏卮。"

空虚者，以有情之品填之；久漏胃弱，以甘温之品固之；阴虚阳亢，滋阴药中，佐苦以坚之；土不生金者，甘温培中，兼酸以收之。各方之中，莲子、芡实、诃子、中白，固摄真元者，皆补漏之法也。质之诸贤，不以鄙言为迂谈①耳。余听鸿注。

痔 疮

曾五二　脉弦动，眩晕耳聋，行走气促无力，肛痔下垂。此未老欲衰，肾阴弱，收纳无权。肝阳炽，虚风蒙窍。乃上实下虚之象，质厚填阴，甘味熄风，节劳戒饮，可免仆中②。

虎潜去锁阳、知母，加大肉苁蓉，炼蜜丸。

某六二　冬季咳嗽吐痰，渐至卧则气冲，喘急起坐，今三载矣。经以肺肾为俯仰之脏。是肺主出气，肾主纳气。老年患此，按脉左弦右沉，为肾气不收。主治不必因痔患而畏辛热。

肾气丸去牛膝、肉桂，加沉香，蜜丸。

徐三一　失血能食，痰嗽色苍，脉数。可与甘凉养胃中之阴，胃和金生。痔血便燥，柔药最宜。

生扁豆　生地　天冬　麦冬　银花　柿饼灰　侧柏叶

祝五四　中年已后，瘦人阴亏有热，饮酒湿热下坠，

---

① 迂谈：迂阔的谈论。
② 仆中：这里指中风病。

精浊痔血，皆热走入阴，则阴不固摄。前方宗丹溪补阴丸，取其介类潜阳，苦味坚阴，若用固涩，必致病加。

水制熟地　咸秋石　天冬　茯苓　龟版胶　黄柏　知母　猪骨髓捣丸

徐　五旬又四，劳心阳动，阴液日损，壮年已有痔疡，肠中久有湿热，酒性辛温，亦助湿热，湿热下注，为癃为淋。故初病投八正、五苓，疏气中之壅也。半年不痊，气病渐入于血络。考古方，惟虎杖散最宜。

虎杖散即土牛膝、麝香

江　脾宜升则健，胃宜降则和，盖太阴湿土得阳始运，阳明燥土得阴始安。以脾喜刚燥，胃喜柔润。仲景急下存阴，治在胃也。东垣大升阳气，治在脾也。今能食不运，医家悉指脾弱是病，但诊脉，较诸冬春，盛大兼弦。据经论病，独大独小，斯为病脉。脾脏属阴，胃腑属阳。脉见弦大，非脏阴见病之象。久病少飧，犹勉强支撑，兼以大便窒塞，泄气不爽，坐谈片刻，嗳气频频。平素痔疮肠红未向安，适此脉症，全是胃气不降，肠中不通，腑失传导变化之司。古人九窍不和，诸属胃病。六腑为病，以通为补，经年调摄，不越参、术、桂、附，而毫乏应效，不必再服汤药，议仿丹溪小温中丸，服至七日，俾三阴三阳一周再议治之义。

小温中丸二两一钱每日三钱，清晨开水服

某　能食，肠血，脉细色萎，肛漏下坠，议酸苦息风坚阴。

茰肉炭　黄柏炭　地榆炭　禹粮石　五味炭　赤石脂

某　凡有痔疾，最多下血。今因嗔怒，先腹满，随泻血。向来粪前，近日便后，是木郁于土中，气满为膨，气走为泻。议理中汤，泄木佐之。

人参　附子　炮姜　茅术　厚朴　地榆　升麻醋炒
柴胡醋炒

某三七　内热，肠红，发痔，当清血分之热。

生地　炒丹皮　酒炒黄芩　黑山栀　元参　柿饼灰
炒黑槐花　银花

支五六　痔血久下，肌肉萎黄。乃血脱气馁，渐加浮肿喘促，再延腹胀，便不可为，此症脏阴有寒，腑阳有热。详于《金匮》谷疸篇中，极难调治。

人参　焦术　茯苓　广皮　炒菟丝子　木瓜　益智

徐六七　冬月呕吐之后，渐渐巅顶作痛，下焦久有积疝痔疮，厥阴阳明偏热，凡阳气过动，变化火风，迅速自为升降，致有此患。

连翘心　元参心　桑叶　丹皮　荷叶汁　黑栀皮

戴十九　痔疮下血，湿热居多，今色衰微，显是虚寒，无速效法，则当补脾胃。因痔疮犹痛，肿势尚存，佐以淡渗通腑。

生于术　生菟丝粉　生象牙末　生白蜡

某　诊脉右弦左濡，久痔注血，致纳食不易运化。

此脾营先伤，胃阳继困，腑气不能宣畅，大便不爽。温补未能通调腑气，疏滞更损脾胃生阳。东垣每以治土必先达木，不宜过投燥剂，仿古治中汤法，佐以疏肝解郁。

人参　青皮　黑槐米　楂肉　茯苓　木瓜　陈皮　益智仁

叶　微寒汗大出，下有痔漏，左眼眶疼痛，此阴伤火郁，不可作时邪泛治。

六味去萸肉，加芍、蔓荆子、丹皮重用。

痔漏者，名异类同。始则为痔，久则为漏。先哲或云当大补气血，或云足三阴不足，风热湿热下注，先祛风热湿热。余以医本不能拘执成法，苦拘于书，反被其困。如作文，千万题目，洞悉题情，见题作文，不解思索。医家亦然，能洞悉病源，见病治病，心手相应，此皆平昔工夫。书亦不可少也，今采之方，先贤治病，节节玲珑。如未老欲衰之虎潜法，甘味息风；肾气不纳之肾气法，温纳下焦；肺胃阴虚之三才法，甘凉养阴；中年阴亏，大补阴之苦味坚阴。如湿热入于血络之虎杖散，湿热阻于肠胃之小温中丸，久痔下血之禹粮、石脂。堵塞阳明，佐酸苦息风。木克中土，便血腹膨，理中汤佐以升清泄木。内热肠红，清血分之热。脏寒腑热之利湿温中，肝胃偏热之清肝化热。痔血日久，用象牙、白蜡填塞肛中之漏。脾伤胃困，用治中汤之扶土疏肝。方虽十二，无一雷同。若非平日考核群书，岂能到此，足启后人心智。较动辄苦寒伤胃，线系蔀割拔药者，不啻如霄壤之殊矣。愿为疡科者平昔专心内科，舍末求本而治，苍生之幸也。余听鸿注。

《内经》曰：因而饱食，筋脉横解。房室劳伤，肠辟为痔。风热不散，谷气流溢。传于下部，故令肛门肿满，结如梅李核，甚者而变成瘘也。五脏切宜保养，勿令受邪。痔漏者，当调饮食，寡欲节劳，皆可带病延年。如插烂药、刀割、蔀蔀、线系，余见已多，收功者鲜少。余三十岁时，肛侧外如李，溃脓后，深寸余。插药条，逐日有脓，中按有孔如豆大而深。余即以海浮散膏药贴之，内服调和气血之药。一月痊愈如故。后逢房室劳碌，即胀流水，余即寡欲节劳。今已十五六年未发。若使外治，穿肛溃臀，亦未可知。听志。

股腿胫足部

环 跳

廉三二　诊脉论体，从遗精漏疡，继而环跳穴痛，遂不堪行走。脏阴伤及腑阳，阳气日加窒塞，经脉不司舒展，食入壅脘欲吐，大便旬日不通，痞阻日甚，而为痿症。《内经》论治痿独取阳明，无非流通胃气，盖胃脉主平，约束筋骨，利机关窍也，议用加味温胆汤。

又　大便旬日不通，用更衣丸。取意小肠火腑非苦不通，非下不夺也。

涂六二　痛起肩胛，渐入环跳髀膝，是为络虚。

黄芪五钱　於术三钱　当归三钱　茯苓二钱　防己八分
防风根五分　羌活五分

又　照前方，去防风、羌活，加杞子、沙苑。

何四七　腰痛，环跳穴痛痹。

桂枝木　沙苑　小茴　茯苓　炒杞子　桑寄生

胡氏　怀妊六月，阳明司胎，闪动络脉，环跳痛连腰
膂，最防胎气。

归身　桂枝木　炒杞子　炙草　羊胫骨　茯苓

庄三四　督虚背疼，脊高突。

毛鹿角切片三钱　鹿角霜一钱五分　杞子三钱　归身一钱
生杜仲一钱五分　沙苑一钱　茯苓一钱五分　青盐三分调入

某　尾闾骨痛，以异类有情者补之。

猪尾骨　归身　木瓜　新绛

环跳穴痛，疡科皆云附骨阴痰，又云附骨痛疽。实系
足三阴经，少阳气宣通，体虚之人，寒湿所袭，流注骨骱
之间，气痹血阻所致。日久不治，寒郁化热为脓。先宜温
通气血，无不效验。或夹风，或夹痰，参入祛风消痰，下
焦温则寒凝自散。余治亦不少，未见有酿成内溃者。至于
脊痛尻痛，皆肾与督脉不足，以异类有情之品补之。若兼
症，前温胆汤、更衣丸，皆治法之变化也。此皆内症录入
疡科者，恐疡科一见，即谓阴痰。或以大剂阳和汤，温热
助火。或发表攻里，戕贼正气。火针乱刺，致成劳怯者亦

多。若能内外两科水乳交融，深思好学，笔无滞机，即内科之明哲，疡科之上工也。余听鸿注。

足　膝①

蒋七岁　足膝肿疼，久不止，内热。

生虎骨　炒牛膝　萆薢　金毛狗脊　仙灵脾　当归

又　照前方，加生鹿角、黄柏。

汪二三　脉涩，腰髀环跳悉痛，烦劳即发，下焦空虚，脉络不宣。所谓络虚则痛是也。

归身　桂枝木　萆薢　木防己　牛膝　沙苑　生杜仲　小茴

曹三九　温郁②，少腹痛引腰右，脚酸。

木防己　飞滑石　茯苓皮　厚朴　晚蚕沙　草果　萆薢

某　诊脉右部虚软无力，左足内踝肿渐大，此足三阴经脉所行之处，脏真亏损何疑，议用峻补方。

六味丸加：河车　杜仲　牛筋　鹿筋　菟丝子　川续断　麦冬　黄柏

用黄牛骨髓、羊骨髓、猪脊髓、精羊肉煎汤。入淡菜同熬膏丸。

足　指

某　遗由精窍，淋由溺窍，异出同门，最宜分别。久

---

① 足膝：原作"膝胫足脚气"，据目录及文例改。
② 温郁：疑作"湿郁"。

遗不愈，是精关不摄为虚。但点滴痛痒，少腹坚满，此属淋闭，乃气坠不通，未可便认为虚。况夏秋足指先腐，下焦蕴有湿热，气不流行，膀胱撑满，遂致坚满耳，五苓散主治。

五苓散

某　呕逆吐涎，冲气攻心，足大拇指硬强而痛。

淡吴萸　熟附子　独活　北细辛　当归　汉防己

脚　气

某氏　脚气，古称。南地多因湿热，医用苦辛宣通，开气渗湿，久进，病未祛除，而血液反耗。心热气冲，目黄呕涎，烦躁头痛昏厥，四肢筋纵掣痉，大便坚涩。显然肝血衰涸，内风掀越。此风乃阳气之化，非外来八风，同例而治。分经辨治，病在肝脏，扰动胃络，由气分湿热延中。血中枯燥，静摄小安，焦烦必甚。盖内伤情怀，草木难解，斯为沉痼。

石决明　稽豆皮　天冬　生地　阿胶　茺蔚子

丸方

生地　白芍　天冬　丹参　杞　阿胶　麦冬　知母稽豆皮　茺蔚子　桂圆肉

某　脚气行痹，左右更代而痛。宜温通方。

桂枝　独活　秦艽　贝齿　茯苓　防风　附子　木瓜萆薢　米仁　晚蚕沙　海桐皮

倪妪　湿热脚气，上攻心胸，脘中满胀呕逆。乃湿上甚为热化。与苦辛，先治在上之满胀。用泻心法。

川连　黄芩　枳实　半夏　姜汁　杏仁

吾吴地偏东南，水多土少，湿盛土虚，湿邪为害最多。《内经》云：中于湿者，下先受之。下焦如渎，水湿易积。足三阴之脉从足走腹，足三阳之脉从头走足，湿之有余从阳化者，为湿热。湿之三阴虚者凝涩，从阴化者为寒湿。外来之湿夹风者，利湿中兼祛风之品。脾肝肾三阴不足，血燥亦可生风，温补肝肾，亦佐祛风。足少阳、足厥阴脉皆在足，故易于生风也。脚气亦有寒热虚实，皆要认清，不可混治。倘补泄一误，立见冲心闷绝者，有群书可考，鄙亦不琐言耳。余听鸿注

余于壬午至琴川，治大市桥吴姓成衣匠，二十五岁，面色青黄，腰重足肿至股。软而无力，两人掖之而行。病起一年有余，服药将及二百剂，罔效。按脉涩滞气促。余曰：此症却未见过，想其情，即《内经》云缓风湿痹，《金匮》云着痹，湿着而不去，腰中如带五千钱；《千金》所云脚弱病也。俗名湿脚气，甚则上冲心腹，亦能致命。湿脚气误投补剂，气闭死者最多。即进活人槟榔饮一剂，服后遍体汗出，直至足心，两剂肿势皆退。复用《本事》① 杉木散，三剂霍然。药不值百文，愈此大症。古人立方，决不欺后学。用之的当，如鼓应桴。今将二方录后，高明鉴政。

① 本事：即《普济本事方》，南宋许叔微著。

活人槟榔饮

槟榔末一钱五分　橘叶四钱　杉木片一两　陈酒三两　童便二两

河水两大碗煎之一大碗，滤清。调槟榔末饮尽剂，覆以被，汗出为度。

本事杉木散加味方

杉木片四钱　大腹皮一钱　橘叶二钱　橘皮二钱　槟榔二钱　防己二钱　附子四分　陈酒二钱　童便二两

卷 四

内 部

内 痈

江宁唐　咳嗽久延，肝肺络伤，时吐秽痰，脉来洪数，防成内痈。际此酷暑，有日重之势。

旋覆花　苏子　蒌皮　桑叶　代赭石　新会白　杏仁
紫菀　生西瓜仁

复方　脉数稍缓，胃气较前苏复，金水有生生之兆。呛咳亦稀，吐痰仍秽。不可专治其肺，理宜培土，佐以清肃，可渐臻佳境矣。

紫菀　橘白　川贝　蒌仁　桔梗　米仁　苏子　槟榔
梨皮　西瓜仁

青浦施　腹痛呕逆。蛔蚘盘踞中焦，兼夹积滞，防成内痈。

使君子　槟榔　臭芜荑　山楂　藿梗　芦粟子　麦芽
六神曲　广皮　枳壳

枫泾谢　腹痛气逆，脐傍微肿，延久不散，恐成内痈。拟疏肝降气，以图徐效。

沉香　乌药　檀香　川郁金　苏梗
上药为末，薤白泡汤送下。

上海缪　平昔食物，恣意膏粱，以致火热与寒湿交阻，肠胃气机不通，火郁成痈。自内发外，痛牵胸肋。防伤内膜，殊为堪虞。用疏导之法，以便通积下为松候。

官桂　沉香　建曲　陈皮　冬瓜子　厚朴　枳壳　赤苓　槟榔　薤白头

震泽倪　肝气横逆，脾土受戕，不能运行，左偏胁肋作痛，时作时止。但久痛必伤血络，防其成痈。宜导瘀开泄，以望转机。

炙橘叶　新绛　钩藤　归须　米仁　远志炭　沉香　广皮　苏梗　桃仁

复方　瘀下痛减，病去七八，惟饮食甚微。理宜扶胃，佐以宣通。

枇杷叶　陈皮　谷芽　苏子　木瓜　威灵仙　麻仁　川石斛

濮院李　内伤肝络，脐旁作痛，较生痈更甚，不可轻视。

延胡　沉香　枳壳　青皮　陈皮　归须　丹参　新绛

金坛袁　气滞，少腹迸痛经旬。防成内痈。

焦神曲　苏子　沉香　陈皮　青皮　炒楂核　枳壳　木香　葱管　槟榔

今另立内痈一门，在于腹部皮里膜外，或在络脉，或六腑壅滞，因其病在将成未成之间，无名可征，故总言曰内痈。经云：五脏不和，七窍不通；六腑不和，留积为痛。脏腑不和，而疮发于外也。荣卫稽留于经脉之中，则血泣而不行。不行，卫气从之而不通，壅遏不行，故大热不止，热胜肉腐，腐则为脓。人之胸腹，有十一募。募者各脏腑阴会之所，发内痈、内疽，在何经，本经募上肉必浮肿，募中时时隐痛。浮肿为痈，隐痛为疽；根浅者为痈，根深者为疽。鄙以治痈疽者，痈者血之壅也，疽者气之阻也。故痈色红属阳，疽色白属阴。气血壅阻，六腑以通为补。六腑之症，宜先通之。五脏属阴，血之壅者，宜温以消之。内痈初起，治法不出理气消瘀通络。今辑九方，皆内痈始起之时，不在脏腑痈疽已溃之例。若乃因循不治，恐其成脓内攻，腐肠烂胃，穿膜溃腹，不可救矣。余听鸿注。

附治验

常熟钟楼头潘姓，卖熟火腿熝①鸡者。是日阴雨，挑担进东门，路滑跌仆，环跳作痛。延伤科治之，投附、桂、炮姜等大热药。三剂痛稍缓，更方，仍进附、桂等一剂，少腹猝然绞痛如刀刺。皆拟发痧。就余寓诊之，脉数有力，少腹大痛。余曰：此谓大热不止，热胜肉腐。若不速下，肠胃腐烂矣。即用调胃承气汤，大剂服后，下五六次，肛门灼热不堪，腹痛已减七八分。明日又服大黄三钱，原方减半，下三四次，病已霍然。

---

① 熝（āo 凹）：古同"熬"，煮。

常熟县南街朱益大火腿腌腊店内一童，十三岁，在楼上失足坠下，当时闷绝，后延伤科治愈。停八九日，渐起寒热，延他医治之，进芩、翘、栀、豉等，服后腹膨如鼓，气促冷汗，欲脱之状。邀余诊，询病始末。余曰：瘀停气阻，被寒冷凝结，不可迟下。然下之又恐骤脱，进以桃核承气汤，重桂，用大黄四钱。余曰：若不下，恐气阻不通，危在顷刻，若下，又恐骤脱，已属两难之势。服后不下，再进一剂，下三四次，气平腹舒，病已霍然。所以治病不但药误，就对症进药，病重药轻，非为不误。此两症皆属气血壅阻，一因热阻，一因寒阻。一方寒下，一方温下。如此，皆在临症权变也。余听鸿志。

肺痈

唯亭徐　肺痈延久，其将痿矣。

北沙参　冬瓜仁　茯苓　谷芽　丹皮　生米仁　地骨皮　鲜藕

湖州李　肝阳内炽，肺金受灼，以致咳呛绵绵，吐痰臭秽。正属肺痈，时值炎暑，有日重之势。幸纳谷仍健，脉不数，大可恃，可以无恐。且与清肃之法。

白石英　瓜蒌皮　川贝母　米仁　花粉　紫菀茸　款冬花　西瓜仁　橘白

江宁周　咳嗽经久，今交冬令，气不降纳，反伤阳络，痰中带血，瘀浊不鲜。脉来洪数，两颧赤色。此由素常好饮，湿热内蕴，又加夏秋暑热夹滞，肺脏受伤，症为肺痈重候。勉拟清肃止血，后商益补。

洋参　怀牛膝　冬瓜仁　杏仁　米仁　茯苓　清阿胶
生蛤壳

太仓叶　风邪久郁，肺脏蕴热，咳吐秽痰腥臭，胸内
中府穴隐隐作痛<small>听按：以此言其穴是属肺痈</small>。乘脓未成，急
与疏散法。

煨葛根　丹参　杏仁　花粉　大豆黄卷　地骨皮　蒌仁
蛤壳　薄荷　桑皮

樟堰王　咳伤肺脏，隐隐作痛，频吐秽痰，成为肺
痈，脉见洪大。理宜清肃，佐以培土为主。

粉沙参　麦冬　米仁　茯苓　蔗浆炒竹茹　地骨皮
玉竹　杏仁　蒌仁　穭豆皮

木渎周　咳吐久缠，痰色黄腻，上膈隐隐作痛<small>听按：以
位言</small>，痰带血腥，右寸脉浮芤<small>听按：此以肺气虚言，明系肺</small>
痈。脾为肺母，急治其母，俾土旺金生<small>听按：因脉浮芤补土，</small>
<small>庶几肺也有附。</small>

党参　茯苓　川石斛　黄芪　川贝　冬术　广皮　甜
杏仁　桑皮　桔梗

无锡汤　咳吐秽痰，肺痈已成，胃惫声嘶。深为
可虑。

代赭石　苏子　槟榔　通草　紫菀茸　旋覆花　杏仁
花粉　竹茹

巴城盛　久咳伤肺，肺为娇脏，居于至高，中有二十

四窍，行列分布诸脏之气，司清浊之气运化，清肃不能下行，遂致肺中清窍蒙蔽，蕴热成痈。臭秽脓痰，绵吐不已。夏秋深为可虑。所喜胃阳未困。听按：看肺痈胃气最要紧，犹余一线生机。

白石英　紫菀　瓜蒌仁　桑叶　芦根　马兜铃　川贝　冬瓜仁　竹茹

江阴梁　咳嗽痰稠，咽干肤燥，腹肋刺痛，肝肺两络气分受伤，发为肺痈。宜清肺镇肝，冀咳减痰少，不致咯血，可望向安。

旋覆花　桑皮　蒌仁　紫菀　杏仁　代赭石　苏子　白前　沉香

唐栖王　咳出脓血，气口脉数听按：此以脉言，非肺痈而何耶。

淮小麦　甘草节　桃仁　米仁　天冬　冬瓜仁　芦根须　白前

横泾宋　久嗽音哑咽痛，近复恶寒头痛。风热复伤肺络，肺气不清，防成肺痈。

北沙参　桑叶　橘红　丹参　苏叶　牛蒡子　黄芩　元参　杏仁　茅根

南浔丁　咳呛，胸膈不舒，厥阴内炽。又值炎夏，金奚堪烁。所致腥秽脓痰，吐之不已，成为肺痈重候。喜其胃阳未困，治之犹可奏功。

金沸草　苏子　桑叶　橘叶　藕　西瓜仁　瓜蒌　枇

杷叶

金泽史　咳逆，胸鬲隐痛不舒。肺气闭郁，郁盛则热，热久成痈，吐痰臭秽，兼之咯血。虚怯之症，难取效于药力。

北沙参　川石斛　川贝　蒌仁　花粉　马兜铃　枇杷叶　桑叶　嫩竹衣

复方　声音稍亮，咳嗽略减，饮食渐进，颇有松机。惟痰血仍吐不已，晡热未退，不外肺郁膹满之故。呆补有妨气机，再拟汁饮法。冀其转旋。

甜杏酪　蔗浆　鲜斛汁　藕汁　梨汁　枇杷露　谷露茅根汁

肺居至高，其形象天，重药不能及。用药轻者，上也。露汁，药中最轻者，治其最高之脏。肺金滋润，则胃土柔和，胃亦能输津于肺。所谓天气下降为雨，地气上腾为云。金土生化有机，转旋不息之妙，后人不可以其平淡，将金玉之方，弃如瓦砾也。<small>听注。</small>

北圻杨　肺痈自春至夏，丙火烁金。所以脓痰愈吐，肤燥咽干，右寸脉芤，纳谷渐少，脾土蹭蹬①，顾肺无能。另有变证，仓猝祸起矣。

紫菀　地骨皮　茜根　蒌仁　川石斛　米仁　冬桑叶苏子　川贝　藕

① 蹭蹬（cèngdèng 噌瞪）：困顿，失意。

嘉兴张　风温袭肺，咳呛两月，未曾畅汗，胸膈隐痛，吐痰腥秽，肺痈之象已成，拟清理肺热。

马兜铃　米仁　荆芥　橘白　苏子　大豆卷　川贝　杏仁　石斛　竹茹

芦墟卜　咳嗽胁痛，风温久郁肺胃。防成肺痈，宜清热解表主之。

杏仁　薄荷　滑石　芦根　枳壳　荆芥　连翘　赤苓　牛蒡子

东山屠　病因肝肺不和。去年夏季，曾患癫痫之疾。入秋咳嗽，自冬至春，胸满气急，吐痰黄腻，兼带臭秽。证属肺痈，所幸脉不细数，形质不尪羸。就病拟方，从肝肺主治。

桑叶　杏仁　川贝　苏子　橘红　茯苓　玉竹　甘草　竹茹　旋覆花

周庄李　风热伤肺，咳嗽痰臭音哑，防成肺痈。

牛蒡子　薄荷　苏叶　桑叶　杏仁　海浮石　川贝　橘红　米仁　茅根

唯亭蔡　肺痈稍愈，复起水肿，子令母虚，金土两伤。勿轻视之。

煨葛根　新会皮　扁豆皮　冬瓜皮　桑白皮　车前子　地骨皮　地栗根　生谷芽　赤苓

浦东施　神怯胃减，痰喘气急，盗汗脉软，肺液衰矣，治拟顺气生津。

紫菀　马兜铃　米仁　石斛　川贝　杏仁　白石英
橘红　茯苓　糯秧

附　代茶方

枇杷叶　西瓜翠　茅根　鲜擎荷叶　扁豆皮　糯稻秧
芦根　藕汁

上药吊露，代茶常服。

复方　形神稍健，胃气渐开，咳减痰清，聊有向愈之
期。拟与调补。

党参　黄芪　炙草　川贝　甜杏仁　於术　茯苓　橘
红　麦冬　五味子

崇明曹　劳倦失力，咳嗽咽痛。防成肺痈。

旋覆花　杏仁　蒌仁　桔梗　桑白皮　桃仁　苏子
通草

宜兴朱　肺痈痰中见血，胸闷胁痛，肝肺络伤，寒热
欲呕，暑邪互结于胸。正虚邪实，怕血倾吐。

青藿梗　陈淮麦　厚朴　槟榔　橘红　代赭石　旋覆
花　葛根　杏仁　藕

复方　服药安适，暑邪已去，胁痛亦止，咳减痰清，
渐臻佳境，胸闷仍然不舒。此亦肺热未楚①，拟滋水清金，
佐以降纳，可免失血之虑。

北沙参　杏仁　桑皮　通草　苏子　白石英　枳壳

---

① 楚：清，清楚。

沉香　血余　赭石

金弹卫　痰喘气逆，咳嗽膈痛，肺痈之兆已见。法拟苦以泄之，酸以收之之义。

桑皮　杏仁　川贝　橘红　百合　白芍　苏子　枳壳知母　芦根

乌镇盛　痰气交阻，咳呛气短，所吐之痰色绿而臭，右肋作痛。是肺痈之重证也。

半夏　蒌仁　新绛　枇杷叶　橘红　杏仁　通草　苏子　青葱管　桑叶

蠡墅段　风热是外感，湿热是内伤。咳嗽痰中带血，气腥而臭。系风温闭郁，湿热熏蒸，成为肺痈内症矣。平昔嗜饮，今当痛戒。

米仁　冬瓜仁　茯苓　芦根　桑叶　桃仁　苦杏仁

吴江朱　肺热咳嗽，痰腥气秽，防成肺痈。姑拟清燥热之治。

羚羊角　薏苡仁　桑叶　芦根　茯苓　白蒺藜　橘红川贝

洙泾卫　痃疟未愈，又见呛咳，痰腻腥秽，防成肺痈。理宜润肺清肃之治。

老苏梗　瓜蒌霜　桑叶　茯苓　钩藤　杏仁霜　炒苏子　橘红　枇杷叶

某　气郁单胀，中空无物，卧则气塞，浊饮上冲，渐有不得安卧之象。问其起病之由，多是恼怒动肝，为肝木郁伤脾土，脾失健运，气阻成胀。延及百日，正气愈虚，浊更坚凝，逆走攻肺，上咳气逆欲喘。脘中蕴热，咳出脓血。病根固在肝脾，今已传及肺部。丹溪曰：养金制木，脾无贼邪之害；滋水制火，肺得清化之权。目下至要，务在顺气，胸中开爽，寝食不废，使可从容论治，不然，春分节近，更属难调矣。先用宣通上焦法。①

大腹皮　萎皮　厚朴　紫菀　黑山栀　茯苓皮　桑皮　杏仁　郁金

服两剂后，早服肾气丸，晚服四君子汤。

某　久咳痰秽，脓血交作，并非肺痈，此褚氏②所谓难名之疾也。病涉少阴，而阴火甚炽，以饮食消息之。

猪肤　蛤壳　海参　川贝　梨汁　米仁根

某　缺盆右痛，肺络受伤。宜清补兼施。

生地　瓜蒌藤　川斛　川贝　白及末　阿胶　侧柏叶　苏梗　牡蛎　大麦冬　沙参　藕节灰

用梨汁拌药三次，柿饼捣丸。

吴　失血在五年前，咳频呕哕，气上冲逆。乃下元精血之虚，非外邪寒热之咳。痰出腥气亦从里出。节欲勿劳力，胃壮可免劳怯。

都气丸。

某　脉数咳血，曾咯腥痰，若作肺痈。体质木火，因

---

① 丹溪曰……上焦法：出自《叶天士医案精华》。
② 褚氏：指南齐医家褚澄。有《褚氏遗书》传世。

烦劳阳升逼肺，肺热不能生水。阴愈亏，阳愈炽。故血由阳而出也。当金水同疗为主。

熟地四两　生地二两　海参胶二两　石斛膏四两　女贞一两五钱　龟版三两　麦冬二两　旱莲草一两五钱　淡菜胶二两　天冬二两　茯神二两　北沙参二两　胶膏丸

陆　脉数，血后咳甚，痰腥肢肿，阳升，内风鼓动。最属难治。

生地　阿胶　天冬　麦冬　白芍　茯神

孙　用力，气逆血乱，咳出腥痰浊血。用千金苇茎汤。

某　邪郁热壅，咳吐脓血，音哑。

麻杏石膏汤加桔梗、苡仁、桃仁、紫菀。

褚　温邪中自口鼻，始而入肺，为咳喘，继传膻中则呛血，乃心营肺卫受邪。然邪在上焦，壅遏阻气，必聚为热。痰臭呛渴，是欲内闭。惜不以河间三焦立法，或谓伤寒主六经，或谓肺痈专泄气血，致热无出路，胸突腹大，危期至速矣。即有对症药饵，气涌沸腾，势必涌吐无余，焉望有济。夫温热秽浊，填塞内窍，神识昏迷，胀闷欲绝者。须以芳香宣窍，佐牛黄、金箔，深入脏络，以搜锢闭之邪。今危笃若此，百中图一而已。

此案最易作肺痈误治，特此录出，须知风温热壅于肺一条。

紫雪丹

丙戌冬，大温无雨雪。丁亥春，起咳呛。常熟专以芦根橄榄汤多服，后咳呛音哑，咳吐臭秽腥痰。余以麻杏石膏汤合千金苇茎等汤治愈最多。惟膏粱之家不肯服。

马培之先生与余言曰：肺痈切勿用《外科全生集》之犀黄丸，服者多死。余思肺痈成脓，芳香易于窜络，倘脓溃之后，填补之剂恐不及，多服芳香，窜通里膜，气泄肺痿而死。或者王鸿绪[①]因风温壅塞，偶用应手，故传于后，然徐洄溪先生亦喜用，余以用在将成之时还可，若用于成脓已溃之后，无有不死者。愚者千虑，或有一得。

肺 痿

洪三二　劳烦经营，阳气弛张，即冬温外因。咳嗽亦是气泄邪侵。辛以散邪，苦以降逆，希冀嗽止。而肺欲辛，过辛则正气散失，音不能扬，色消吐涎，喉痹，是肺痿，难治矣。仿《内经》气味过辛，主以甘缓。

北沙参　麦冬　饴糖　南枣

查二四　脉细心热，呼吸有音，夜寐不寐。过服发散，气泄阳复。为肺痿之疴。仲景法以胃药补母救子，崇生气也。

金匮麦门冬汤

徐　肺痿频吐涎沫，食物不下，并不渴饮，岂是实火！津液荡尽，二便日少。宗仲景甘药理胃，乃虚则补母。仍佐宣通脘间之扞格[②]。

①　王鸿绪：当作"王洪绪"。王维德（1669—1749），字洪绪，著有《外科全生集》一卷。

②　扞格：抵触，不通畅。

人参　熟半夏　生甘草　南枣肉　麦冬　白粳米

沈　积劳忧思，固是内伤。冬温触入，而为咳嗽。乃气分先虚，而邪得外凑。辛散斯气分愈泄，滋阴非能安上。咽痛音哑，虚中邪伏。恰值春暖阳和，脉中脉外，气机流行。所以小效旬日者，生阳渐振之象。谷雨暴冷骤加，卫阳久弱，不能拥护，致小愈病复。诊得脉数而虚，偏大于右寸，口吐涎沫，不能多饮汤水。面色少华，五心多热，而足背浮肿。古人谓金空则鸣，金实则无声，金破碎亦无声。是为肺病显然。然内伤虚馁为多，虚则补母，胃土是也。肺痿之疴，议仲景麦门冬汤。

濮院孙　内外热蒸，咳嗽，脉细而数，舌绛渐光。肺液暗耗，延成肺痿非小恙也。

银柴胡　地骨皮　蛤壳　谷芽　甜杏仁　浮淮麦　枇杷叶　石斛　橘红

王　溃疡流脓经年，脉细色夺，声嘶食减，咳嗽，喉中梗痛。皆漏损脂液，阴失内守，阳失外卫。肺痿之疴，谅难全好。

人参　黄芪　苡仁　炙草　归身　白及

顾　久咳，神衰气促汗出。此属肺痿。

黄芪蜜炙，八两　生苡仁二两　白百合四两　黑甘草二两　白及四两　南枣四两　水熬膏，米饮送服。

汤　肺气不降，咳痰呕逆。

鲜芦根　桃仁　丝瓜子　苡米

肺痈肺痿，虽同一肺经，治法大异。痈者壅也，壅则不通。痿者萎也，萎而不振。痈为邪实，痿为正虚。如肺痈之症，咳必暴，来必速，膈中隐痛，气粗，脉数洪实，吐痰脓血，腻厚如豆汁，臭秽不堪。肺痿之症，咳必渐，来必缓，膈中不痛，气馁，脉数虚大，吐痰白腻，柔如米粥，虽臭不甚。看肺痈肺痿，总以胃气为先。有胃气纳谷，谷者肺之谷也。米色白，属肺。味甘，属胃。藉土生金，子有母依，虽重可治。若胃气一败，面红膈热，烦躁不宁，喘促，呕脓不休，或精神极倦，俱属难治。《金匮》云：始萌可救，成脓必死。仲景使后人肺痈早治，勿致成脓延久，肺痿叶败，多致不救。然肺痈成脓之后，能胃气不惫，正可支持。用药谨慎，调理得法，十中可全四五。余见已多，未必竟为死症。治肺痈之法，如始萌之时，将一通字著力。通则壅去，壅去可消，肺叶虽坏无几，元气未伤，愈之亦速。故仲圣戒后学，即速通之。然通之一法，全在临症之人。若风寒积饮壅塞，以小青龙汤彻之；水气溢肺壅塞，以葶苈大枣汤泻之；火热之毒结聚壅塞，以皂荚丸攻之；痰血相裹壅塞，以泽漆汤吐之；风寒袭肺，痰凝饮阻，气机壅塞，以射干麻黄汤开之；脓已将成，以桔梗汤提之；风郁化热，积饮化热壅塞，肺胀而喘者，以越婢加半夏、小青龙加石膏汤驱之逐之；痰阻脓欲将成壅塞，以三物白散下之。以上之法，皆各分其因，从上从下，从表从里，即速通之。通则不壅之义也。如成脓已溃，治法亦要变更。溃后元气已伤，肺叶渐坏。若专于通，攻穿里膜，气泄肺痪而死矣。故治法不得不从缓而变更也，与肺痿之法相近矣。若已溃之后，脓血不尽，以千金苇茎汤。桃仁消渐积之瘀，苇茎清肺热而通肺窍，苡米泄肺热、消久积肺中之水饮，瓜瓣能生朽腐中之生气不致再溃，渐可暗生其肌。如余热未尽，胃气不苏者，金匮麦门冬汤，取半夏滑利，佐以甘凉，肺窍中瘀血余脓可去，助胃土以生金。如气已虚，热毒未解，千金一味甘草汤，甘以培土，而兼解毒。此治肺痈之大略。肺痿者，萎而不振之象。痿属气虚而津少，如草卉之萎。烈火熏蒸而萎，寒凛凝结亦能萎。或汗，或吐，或利小便，或亡津液，肺燥则痿，金匮麦门汤、千金甘草汤。如肺中冷多涎沫，上不能制，下焦阳气不能上承，少蒸化之权，肺不能布精诸脏，下焦反不能蒸化津液上供于肺，肺冷故也，以甘草干姜汤。如气阻涩凝，千金桂枝芍药加皂荚汤。肺中冷津液极少者，千金炙甘草汤。气虚欲痿，黄芪甘草汤。肺冷气虚胃弱，《千金》生姜甘草汤。肺痈溃后，若不固正，亦可成痿。痿症始起，若蛮补，亦可成痈。痈痿两症，虽有虚实之分，实中夹虚，虚中夹实，临时变化，用药精当。如一有不慎，祸不旋踵矣。此皆《金匮》肺痈、肺痿之大概也。然《金匮》方法，先圣之规模，方症合符，投之如鼓应桴，如针刺芥。若方症不合，误用则有毫厘千里之殊。后贤无此力量，不敢轻用先圣之方，大有更异。余思肺为娇脏，居于至高，外合皮毛。六气之邪，肺先受之。肺被邪阻壅塞，皆可为痈。咳久肺虚，皆可为痿。痈痿始起，各有其因。若风温袭肺，壅塞不通，以辛凉解之。风寒郁于肺中，辛温散之桑菊饮、银翘散、麻黄杏子石膏汤、芎苏饮、杏苏散、大青龙汤、麻黄汤、苏子降气汤之类，择而用之。若火热刑金，肺热叶举，壅塞不通，治以辛凉，参以甘凉，清之泄之白虎汤、泻白散、竹叶石膏汤、苇茎汤、生脉散、二母散、桔梗汤、三石散之类。若水气上停，积饮溢肺，壅塞不通者，治以苦温淡泄小青龙汤、葶苈大枣汤、厚朴杏子汤、小半夏加茯苓汤、桂苓术甘饮、越婢汤、二味麦门冬汤、清肺饮之类，俱可斟酌用之。若燥气伤金，津液煎熬，胶结为痰，黏滞肺窍，壅塞不通，治以清之润之金匮麦门冬汤、清燥救肺汤、炙甘草汤、三才汤、桑麻丸、三子汤、琼玉膏、清燥汤、五汁饮、桑白皮等汁十味煎、千金姜蜜丸、玉竹麦冬汤、玉女煎、牛乳饮、百合汤、贝母瓜蒌散、百花膏、滋阴清化丸，与久咳肺痿合而择用之。此等皆避重就轻，杜渐防微早治之法。因病进药，不致成痈。倘成痈之后，虽用《金匮》各法，不亦晚乎。若肺痈始萌之时，又不能辨症，拘延时日，听其成脓内溃，岂不更晚也。余愧不敏，随录各方，治于未成之前，惟愿高明参酌。今辑四十八方，皆见症施治。不拘《金匮》成法，避重就轻，实皆从古法中脱化而出。初学之士，能将此篇方论潜心默契，再博考群书肺经痈痿，虽不求有功，先可保其无过。莫笑鄙言迂拙，治病不求有功，不如不治。然今看内痈者，能六气虚实，痛痿将成已成，辨别清楚，药必中病，能有几人？若能细心审症，用药的当，虽不能见速功，而无大过者，亦医之上工矣。_{余听鸿注。}

瓜瓣说

瓜瓣即瓜子，总而言之，余以内痈之要药，不独治肺痈一症。何也？如瓜子在瓜中日久，瓜已朽腐，其瓜子生全，能存朽腐溃烂中生生之气。余内痈溃后，无所不用。肺痈用西瓜子，取其形似肺，天生白虎汤，可清肺金肺痈。胃痈用东瓜①子，取形象腹。肺属金，胃属阳明燥金，俱色白。肝痈用丝瓜子，肝色青，主筋络，丝瓜取其色青有络也。肠痈用甜瓜子，取其质直色白，大肠燥金色白，质亦直而通也。其余内痈，瓜蒌子均可酌用。

苇茎说

芦、苇一物两种，苇粗大而质松，芦细硬而质坚，皆中空。后人俱用芦根，取其色白味甘，清肺胃之正药。如肺胃热甚，可用。如肺痈溃脓之后，正气已虚，热势已退，多服寒凉，败脾戕胃。肺之小管，最多余脓，胶黏其中，搜剔不净。《千金》用苇茎，取其性中通，可入通肺之小窍，搜剔管内余脓，通其筋络之气道，不致壅塞，酿成后患。若再用芦根，使虚阳上腾，胃气更弱。余治肺痈溃脓之后，正气已虚，余脓不尽，以干苇梗顶上花下嫩

---

① 东瓜：即冬瓜。

管，去节用。如脓将成，热尚未尽，用鲜苇梗顶上嫩管，取其上者上也。肺位最上，苇性中空善通，领桃仁入肺中，搜剔瘀血败脓，使苡米泄其已蓄之水，肺之清肃可行，秽浊朽腐可去，藉瓜瓣生气可生。喻嘉言①先生曰：千金苇茎汤，此方堂堂正正之师也。吾师曰：苇茎汤，诸内痈成脓俱可治，不独肺之一脏也。

此肺痈肺痿及瓜瓣苇茎等说，皆先师费兰泉先生之庭训。今随笔录之，质之高明削正。芦，《释名》②：苇，苇者，伟也。芦之大者也。其叶附于茎，治肺痈，用苇上嫩梗，即苇茎耳。颇是。能静注。

徐灵胎先生治苏州钱复庵，咳血不止，诸医以血证治之，病益剧。往视，见其吐血满地。细审之，中似有脓而腥臭者。曰：此肺痈也，脓已成矣。《金匮》云：成脓则死。然有生者，遂多方治之，病者亦始终相信，一月而愈。盖平日因此证甚多，集唐人以来治肺痈之法，用甘凉之药以清其火，滋润之药以养其血，滑降之药以祛其痰，芳香之药以通其气。更以珠黄之药解其毒，金石之药填其空，兼数法而治之。屡试必验。今治钱君，兼此数法而痊，强健逾旧，几二十年矣。按徐氏存案，有法无药，比比皆然。此亦先生藏拙处，免得后人吹毛求疵。然后人无从立法，不若叶香岩先生《临证指南》方案兼备，可采其意，可师其法。

---

① 喻嘉言：明末清初著名医学家，清初三大名医之一，名昌，字嘉言，号西昌老人。著有《寓意草》《尚论篇》《尚论后篇》《医门法律》等。

② 释名：古代字书，汉末刘熙著。

附治验

常熟西弄徐姓，金陵人，年五十余，因子动怒兼郁，咳嗽吐痰，延戴姓医治之，进以木香、厚朴、豆豉、牛蒡等。咳更甚，面红，痰沫频吐，起坐不安。前医见其面红烦躁，进以鲜生地、鲜石斛、翘、栀、芩、连等，更甚。吾友仲鸣徐君，偕往诊之，脉虚大无力，烦躁面赤，舌白底绛，频频吐痰满地，白腻如米饮，虽臭不甚。余曰：燥伤肺金，再以苦寒，中阳阻遏不通，肺无肃化之权，清阳不能上升。下之津液不能上承于肺，肺之水蓄不能下行，愈吐愈干，肺将痿矣。即用千金炙甘草汤原方，取姜、桂之辛，速开中宫阻隔之阳，引酸咸柔润之药下行，化津液救上之燥。取参、草、枣培土壮气，使土气可以生金。麦冬、麻仁润肺，而柔阳明燥金。加苡米泄上蓄之水下泄，清肃下降，津液上承。后人畏用姜、桂，何也？不知大雨雪之前，天必先温。一派柔腻阴药，赖辛甘之味可以通阳，藉其蒸化之权，下焦津液上腾，肺之清气自可下降。云蒸雨施，故无疑耳。照方服两帖，痰沫已尽，咳嗽亦止。后服甘凉清润，生黄芪、北沙参、百合、玉竹、川贝、枇杷膏、甘草壮气润肺清热，十余剂而痊。今已五六年，强健逾昔。古人立方，不欺后学。人言将古方治今病，如拆旧屋造新房，使后人拟古酌今，非使后学不用古方也。余听鸿志。

常熟鼎山高渭荣，始春初咳嗽。至春仲，痰中带血，味兼腥秽，延他医治之。进牛蒡、豆豉、枳壳、厚朴等，服后愈甚。邀余诊，脉细数无力，咳呛痰血，味臭。曰：肺痈脓成，胸有隐痛，络瘀尚未化脓，尚有壅塞，肺叶所坏无几，急速开提，使脓外出，不致再溃他叶。拟桔梗甘草汤、金匮旋覆花汤，合千金苇茎汤。因其脓成无热，用芦头管干者一两煎汤代水，服三剂。每日吐血脓臭痰一茶盏。至四日，脓尽而吐鲜血，臭味亦减，未尽。将前剂去桃仁、桔梗，加枇杷叶、绿豆皮等，服五六剂，血尽。再进以金匮麦门汤、千金甘草等，加沙参、石斛、百合等清肺养胃而愈。再以甘凉培土生金，调理一月，强健如故。后有常熟白龙港某与高渭荣友，二人酒肆中回，同日咳嗽，亦生肺痈。至高渭荣病愈，往探之，即邀余诊之。脉已伏，脓血臭甚，倾吐满地，裸体卧床，用扇扇之，口中闹要食西瓜，饮冷水。他人摸之，体若寒冰，众人询问何如？余曰：肺已烂尽，一身之阳气俱从外泄，危在顷刻，卢扁再生，亦无治法。至夜而殁。仲景谆谆诫之，成脓不救，使人早治。然成脓日久，不治必死。治不得法，死者亦多。余听鸿志。

丙戌冬温不寒。常熟风气，终年喜食芦根橄榄。至春初骤寒，冬温内伏。经春咳嗽音哑，咳痰不能出，渐渐痰味变腥臭，脓血甚多。此症皆以麻黄甘草杏子石膏汤、大青龙汤加半夏得效极多。有富贵之体畏不敢服，延久俱成痈者，皆病家自误耳。

某寺和尚，冬温咳嗽，每日饮橄榄芦根汤，数十日，咳呛日久，痰臭不出，就余寓诊。脉右寸关数大而硬，时有鼓指。余曰：喉中痰少而臭，脉见右大鼓指，肺痈已经成脓，急宜开提，使脓倾出，免溃他叶。以甘草桔梗、《千金》苇茎法，服后，吐出臭腻黄色脓痰碗余。因其脓出太多，气短纳少，余曰：久咳脓多，肺叶败坏，欲痿之势。进炙甘草汤。他医见之，曰：此是酒劳，被其误治，先服桃仁，后服姜、桂，皆非治法。不知古人立方，有奇偶佐使。后延他医治之，迁延月余，吐脓不止而殁。

常熟东门某姓，年将周甲，素喜酒，痰饮咳疾有年。余每以橘半六君、桂苓术甘等服之，皆效。是年咳疾又发，有其某亲者亦读书，实为关切，与服牛蒡、豆豉、枳、朴等六七剂，咳吐白痰不休，渐渐神昏目瞑，呓语拈衣摸床，舌薄白，不渴饮。是晚邀余诊，脉虚缓无力，痰如米粥盈碗。余曰：此肺液吐多，肺已痿矣。况喻嘉言先生曰：肺痿见其舌白，恣胆用燥药，令其熇熇自焚而死者，医罪加等。① 即与千金炙甘草汤。服两剂，痰渐少，稍能言语，进谷，神识亦清。后其亲至，因舌白不渴，腻药难进。投以芳香甘温，砂仁、枣仁、木香之类，两帖而逝。然生死难有定数，冥冥中自有主司，不过我等落在其中，一呼即到，奔如牛马，稍有延迟，病家不悦，谋衣谋

---

① 肺痿……医罪加等：语本喻昌《医门法律·肺痈肺痿门》

食，作此贱役，无所推诿。凡涉猎医书之人，若不深思研究，病变百端，岂堪轻试。所云学医费人，能勿惧耶。徐灵胎先生医论中言之已详，余不敢质言矣。_{余听鸿。}

长田岸有孩六岁，正吃饭，被母打一下，大哭，饭正满口，有饭呛入，后见咳嗽，无寒热，饮食二便如常。就余诊，服肃肺清散之品，五六剂，见有寒热，饮食渐减。又停半月来诊，见痰中血丝，色殷而少，胸中隐痛。服苇茎汤合疏开肺气，罔效。细询其病之始末。其母云：吃饭大哭，呛后，起咳嗽，月余见血，后口中臭秽。余细视血中白点，微黄脓也。余思食物呛入肺管，壅塞为痈，将灯心刺入鼻孔，使其喷嚏，吹以皂角末。后得嚏，痰血稍多。再将旱烟喷之，使其咳更甚。咳甚，大哭作呕。呕血块两枚，如蚕豆大，兼脓痰。余将血块拈起剔开，中有白色朽腐如饭米形。服以苇茎汤合《金匮》旋覆花意，另服皂荚丸一日一粒。服药三剂，丸三粒，脓血清楚。再服麦门冬汤加枇杷叶、沙参、石斛之类而愈。故人饮食之间，不可多言喜笑。倘有物呛入肺管成痈，医不能知，自不能知，酿成大患。此孩幸是藜藿农家，听医所为。若绅宦之家，娇养柔嫩，就医肯如此？病家不愿。病家肯如此，医亦避嫌不施。治病之弊如此，误于医者多，而误于病者亦多。余治肺痈，皆宗《金匮》法最多。芳香金石之品，从未敢轻试耳。_{鲜车前草捣汁服，肺胃痈咳臭脓，最效。余听鸿注。}

胃　痛

丹阳柳　寒热类疟，中脘穴隐痛_{听按：最扼要处}，微肿，不咳嗽，咯吐脓血_{听按：与肺痈有别即此}。是胃痈也。脉沉而数，仿立斋壮胃气为先法。

川石斛　谷芽　米仁　黄芪皮　冬瓜子　冬桑叶　蒌仁　橘皮

田泾屈　中脘穴肿痛不可忍，此食积与七情之火互结阳明，不得宣通，成痈有兆。拟理气消积，以冀痛减。

半夏曲　槟榔　青皮　葛根　大麦仁　范志曲①　厚朴　蒌皮　草果

枫桥姜　寒热延久，胸脘隐痛不已_{听按：此以位言}，系食滞阻气不宣，并无咳嗽_{听按：此以病言}。呕吐脓血，酿成胃痈矣。误认肺痈，愈治愈剧。尤恐毒气内攻肠胃，其害非浅。

沉香　焦曲　枳壳　槟榔　陈皮　厚朴　瓜蒌　蔻壳　大麦仁

绍兴张　脘痛作呕，寒热不解。此热阻胃口，须防成痈。

煨葛根　槟榔　草果　青皮　厚朴　青藿梗　瓜蒌仁
附熨方　江枳壳　枳实　麸皮　酒药
上药为末，共炒热，绢包熨痛处。

---

①　范志曲：神曲，又名泉州神曲，老范志神曲。语本《纲目拾遗》。

韩　酒湿类聚，例以分利。诊脉微，阳气已败，湿壅生热，致胃痈脓。清热则阳亡即死。苓术运中祛湿，佐附迅走气分。亦治湿一法。

茯苓　熟附子　生白术　左牡蛎　泽泻　车前子

胃痈一症，《内经》《甲乙经》《东垣十书》《冯氏锦囊》《金匮要略》《立斋医案》《丹溪心法》《外科正宗》诸书论症论脉已详，毋须琐述，然能识症知脉者甚少。《内经》曰：当候胃脉。其脉当沉细，沉细者气逆《甲乙经》作沉涩。逆者人迎甚盛，甚盛则热。人迎者，胃脉也。逆而盛则热聚于胃中而不行，故胃脘为痈也脉息微茫，最难辨别。鄙见内痈，隐而不见，手不能近，所为至难。若全凭脉息，指下辨明，七尺之躯，九分之脉，能分内痈，非易谈也。惟《内经》云：本经募原隐痛浮肿，即为何痈。如此辨之，稍有二三分把握。然到此，痈势已成。经云：六腑不和，留积为痈。壅遏不通则热，热胜则肉腐为脓。惟胃之为痈，更甚于他腑。经云：胃为之市，百物聚集之所。① 《太素》曰：胃者，太仓也。咽、大肠、小肠、膀胱，胃之间里门户也。② 市仓所积，赖脾气之运。间里门户，转运通调，太仓不致壅塞，市不致阻滞。胃实则肠虚，肠实胃虚，更实更虚，气得上下，自然无病。经云：饮食不下，肠塞不通，邪在胃脘也。鄙意思之，致胃脘痈

---

①　胃为之市，百物聚集之所：语出《圣济总录·胃脘痈》。
②　胃者……门户也：语本《太素》卷二十九《胀论》及杨上善注。

者，各有其因。或酒湿壅热，或浓厚太重，或热药过度，或七情郁火，或饱食奔走，或饱食喜卧，或扰嚷动怒，俱可热郁气逆，壅塞成痈。胃为人之根本，人以胃气为先。饮食药饵，若有不宜，无不先伤于胃。胃属中虚，两头门户最小。上口为贲门，下口为幽门。物聚类杂，最易壅塞。胃痈有上下之分，壅于贲门，脘中阻硬成脓，则吐脓血。壅于幽门者，近脐隐痛，成脓则便脓血。治胃痈之法，将成之时，以通气消积为先。六腑以通气为补，通则壅去，先保其不成。如热胜已经成脓，以清热排脓达下。清热则保其未受伤之地，攻下脓血，不致溃腐肠胃。脓溃之后，保养胃气为先。倘胃气一败，饮食渐减，药难运化，延成危症。若胃脘穴外生痈，高突，按之有脓，即用火针或用刀，卧而刺之，使脓从外泄。不致内溃里膜，腐烂脏腑。若酿脓日久，穿膜腐肠，多致不救。今辑七方。未成脓之前，理气攻积，一法也。已成脓之后，壮胃气，一法也。湿壅生热，运中祛湿，一法也。胃痈初起，外熨温通，一法也。其余排脓、清热、攻积、消滞、达下诸方，有群书可考，不惮烦言矣。余听鸿志。

附治案

余叔岳祖陈顺贵，年五十余，是日家中会期①，将衣饰向孟河典中质钱七八千，负之奔归，约十二三里。到家

---

① 会期：相会的预定日期。

正会酒坐席，负重狂奔之下，腹已饥饿，酒肉杂物，大喋之后，饮食加倍，肠胃已伤。饱食迎风卧后，觉胃脘气阻不爽。停数日，胃脘隐痛，即就马培之先生诊之，曰：胃脘痈也。服药数剂，渐高大。培之先生曰：脓已成。再服内托等药数帖，脘中如覆碗，即将火针刺之，插以纸捻。过一宿，拔出纸捻，泄脓碗余。后服壮胃化湿生肌等药，调理两月而愈。余听鸿注。

邵镜泉，浙江宁波人，年五十余，在常熟南门外开合兴槽坊者。壬午，因遍体络脉抽痛，余与其治愈之后。其二三年，终日坐一小楼，饱食喜卧，日久胃脘阻硬不舒。延某姓医治之，云湿热。延诊十余次，罔效。又延当时盛名之医治之，曰：食滞湿热。立方服药二十剂，中脘高突。往苏省就马培之先生诊，曰：胃脘痈也。当在苏耽停十余日，服药十余剂待脓成熟，针穿泄毒，可不穿膜腐肠。邵服药两帖，少效。旋①常熟，五六日，亦不服药，听其脘中高突。吾友松云张君曰：既上年遍体络痛是某治愈，何不邀诊。余诊其脉，来疾去迟，关寸见数，胃脘按之甚软，高突如覆杯。余曰：胃脘痈也，内脓已成。即向苏就培之马君处，或刀或针刺穿，待其毒泄，免穿里膜腐肠胃，若迟则里膜穿，胃腐不救也。病者以余言太甚，怒色曰：胃若成脓，何以饮食二便如常，口中何以不出大便

① 旋：回，归来。

脓血？余曰：脏腑不和，疮发于外，营卫稽留，经脉血泣，热胜恐肉腐，脓向内溃，腐烂肠胃。若不早开外泄，不免后悔。病者曰：肠腑未坏，先戳穿肚皮，不敢将命试马君之艺，君勿言之。余曰：忠言逆耳，良药苦口，事有定数，谢之不敏。后邀著名外科，治之无效。经四十余日，回宁波，延医治之，不识何症。到宁波府城中著名外科视之，曰：胃脘痈脓成，二百金包治，病者亦愿。不料已经内溃，出头三处，出脓数碗，渐渐胃败而殁，呜呼！医学难全者，即此也。内科不能刀针，尚可饰说。有一等著名外科，一见内痈，刀针手法，毫无把握，聊将膏药敷药敷衍，酿痈成患，往往腐肠穿膜而毙。较内科方药误人何如耶？惟愿后贤开内痈之法，不得不潜心考核耳。惟学内科者，内痈刀针，不能不学。若逢内痈，内外科各相推诿，遗误者不堪胜数矣。听志。

甘露镇华姓，年五十余，脘中痞硬，中府穴高突，按之坚硬不痛。余曰：此气阻积滞壅塞，急宜化滞理气。用枳、朴、槟榔、麦芽、神曲、木香、栝蒌、砂仁、青皮之类，服两剂，脘中渐平。再将原意加郁李、麻仁、桃仁、制大黄，服两剂，下燥粪甚多，脘中平软如故。后服参苓白术散，十余剂胃苏而痊。听志。

李仪藩，常熟毛家桥人，城中庞氏戚也。胃脘中坚硬如盘，约有六七寸，他医皆谓胃脘痈，治之罔效。就余诊之，脉来坚涩，饮食二便行动如常。余曰：饮食二便如常，中宫无病，此非胃脘痈也，痞积症也。寒气夹痰，阻于皮里膜外，营卫凝涩不通。况烟体阳虚，阴气凝结，少阳气运化，非温补不可，进附、桂、鹿角、枸杞、杜仲、巴戟、茴香、当归、仙灵脾、参、术、木香、姜、枣等温补通气活血，外贴附子、玉桂、阿魏、丁香、细辛、山棱、莪术、水红花子、麝香、鹿角粉、木香、麻黄等品研末，摊厚膏药贴之。服药五十余剂，贴膏药两月余而痊，消尽软复如旧。听志。

　　福山塘谢姓，年五十余，不咳嗽，吐脓血不甚臭。余曰：此胃痈也，成脓之后，速达于下，用千金苇茎法。去苇茎，加瓜蒌、丹皮、制大黄、甘草。服后大便下脓血渐稀。后进冬瓜仁、苡仁、丹皮、甘草、白术、橘白、生扁豆、石斛、竹叶等。待脓尽，服扶胃清热十余剂而愈。听志。

　　和按：胃痈、胃脘痈，本有两种。胃脘痈生于中脘穴皮里膜外，气血壅塞肌肉之中。胃痈生于胃之上口或下口，在贲门幽门之间，饮食不节，膏粱厚味壅热，或饮食过饱壅塞不能展舒化热，皆能成脓。治法保住里膜为要务。胃脘痈成脓者，即速用针刀开之。脓泄于外，勿使内溃。胃痈成脓，即速排脓达下，勿使外溃，始终能护住里膜不穿。虽重可以挽回，若里膜一破，多致不救。

　　肝 痈

　　东山范　寒热延久，左偏胁肋结肿作痛，时发时止，脉数而弦。此风热与肝气相并为患，虑成肝痈。宜疏肝清热，标本并治。

旋覆花　延胡　川楝子　新绛　丹皮　黑山栀　黄柏
青葱管　当归

青浦徐　咳呛久缠，交冬令来，左胁肋隐痛听按：此以
部位言，期门微肿听按：此以穴言，两胁胀满，侧卧则惊，听
按：《素问》曰：肝痛两胠满，卧则惊，不得小便。便溺艰涩听按：
肝络系于二阴。显系肝痈之症。议与疏肝泄肺为治。听按：学
三先生之案简而切实者，此也。

枇杷叶　苏子　紫菀　钩藤　通草　广橘红　新绛
竹茹　瓜蒌

嘉善周　胁下结肿色白，不能转侧，重按觉痛，此肝
痈也。大便燥而秘。有瘀血在内，理宜疏降。

柴胡　桃仁　青皮　木香　生军　归须　香附　黄芩
延胡索

王　痛久，屈伸不得自如。听按：徐灵胎先生评曰，肠痈，
在此句中拟之。经脉络脉呆钝，气痹血瘀，郁蒸化热。旬日
频频大便，必有血下。复喘促烦躁，不饥不食，并无寒热
汗出，全是痼结在里，欲作内痈之象。部位脐左之上，内
应乎肝。痈者壅也，血结必入于络，吐痰口气皆臭，内痈
已见一斑矣。

炒桃仁　新绛　降香末　野郁金汁　冬瓜子　紫菀
金银花

肝痈一症，因不常有，人皆罕见，故诸书少详。经

云：期门隐隐痛者肝疽，其上肉微起者肝痈期门穴又名肝募，
在乳旁一寸半再直上一寸半。《素问》曰：肝痈两胠满，卧则
惊，不得小便。余思肝为厥阴，内藏相火，胆属相火，火
与木，连膜同脂。肝为风脏，为将军之官，谋虑出焉。胆
为中正之官，决断出焉。肝之谋虑，取胆之决断。人有谋
虑不决之事，肝郁则气结血凝，胆不能决。火愈炽，风愈
煽，气血凝结，郁则火生，肝气不能宣通，火郁则化成
脓。胁肋期门者，皆肝之外候。肝络布于胁，少阳胆络行
身之两旁，胁肋作痛生痈，皆在肝之络脉，非肝之本脏
也。华真君曰：肝痈不可针刺，须用内消法。鄙意肝气逆
于络中，壅塞成脓，此乃外候躯壳之病。胁肋为肝胆行经
之所，期门肝之穴，若听其内消，不得外溃，反溃入里，
攻穿里膜，腐及肠胃，岂有不早刺外泄，听其内溃之理。
若生躯壳之内，肝之本脏痈成，速用内消之法，断无在躯
壳之外，刺穿里膜能及于肝者，未之有也。故治内痈之
法，一层里膜，如用兵之一座城垣。生于外者，始起之
时，如暴寇初至，当先散其众，不能待其痼结。理气消瘀
之药，用之在速，使其络脉宣通，自然消散。若已痈脓，
如贼已成垒，城中之军不能敌，不得不求救于外，虽服内
消内托，亦属无益。急用刀针卧刺，使毒外溃，如救至攻
开贼垒，城中军心自安矣。生于内之本脏者，如左右之亲
近内引为患，暗伏其中，急宜搜之逐之，倘一时懈怠失
察，滋蔓难图。故内痈针不可及，手不可近，若不杜渐防

微，致成危症。陈远公曰：肝遂痈脓，其势似缓，然肝性最急，痈成而毒发甚骤，焉有胁痛数日而死者。此痈已久成脓，溃毒而死，如左右之患起于不测，偾军败事。此皆医不能预治而迁延，病家疏忽不治而死者，不能杜渐防微，预治其患也。余以治内痈，腹部之痈，先保里膜。如用兵始终保住城垣，万军不致溃散，生死关头即此矣。肝痈虽属罕见，肝非金石，岂有不生痈者乎。撷拾成议，质之高明。临症之时，未尚无小补耳。余听鸿注。

附治验

余治胁痈、肋痈、胠痈等症已多，皆肝之外候也。内消理气消瘀，虫蚁搜络，俱可取效。惟肝之本脏生痈，未曾遇见。忆昔在业师处见施姓妇，素有肝气，丧夫后，因应嗣爱嗣争产不能决，后胁肋刺痛。吾师治愈后，经阻三月不通，觉左肋内由脐旁引痛腰脊，肌肉不变，重按之内中极痛。吾师曰：此肝痈也。用延胡、柴胡、川楝、青皮、归尾、木香，合桃核承气法下之，下血紫片如鸡肝。一剂后痛减，再进消瘀、理气、疏肝、解郁数十剂，经通痛止而愈。吾师曰：若肝经络脉生痈，当用活血理气之轻药，取其轻可入络；若痈生于内中本脏，当用破血理气重药，取药重力专，直攻本脏也。肝为藏血之脏，血壅气阻，叶胀成痈，故速下之，使肝中气血疏通，肿亦可消。治内痈，虽属理气消瘀，同一法也，然各脏引经之药必须用之。倘不用引经之药，反伤他脏气血矣。余听鸿志。

丁亥六月，余治常熟大河镇某姓妇，早寡，上有老姑①七十一岁，两代孀居，携子耕读安居。不料有某暗侵其产，事至成讼，姑媳上堂质审，幸邑尊②剖断如神，产业未能被人所占。结案后，左胁肋及少腹脐旁作痛，大便秘结，小溲不通。他医进以五苓、八正、导赤等渗利之品，罔效。就诊余寓，问病之始末，余曰：肝络系于二阴，肝主疏泄，少腹刺痛，是怒郁伤肝，恐生肝痈。急宜疏肝达下，用川郁金、金铃皮、香附、延胡、柴胡、木香、橘叶、归须、瓜蒌、厚朴，合逍遥散等一剂，另服通关丸三钱。大解已通，小溲亦畅。后原方增减服两剂，痛渐愈。据述，其姑审后到家，即起痢疾，年逾七旬，甚重，即晚开船回去。余细思之，此症日久，亦肝痈。幸讼胜，屈有所伸，怒有所泄，肝气尚可展舒。若官长不明，或绅宦说情曲护，屈无所伸，怒无所泄，孤孀嫠妇③姑媳之命，未尝不以此而危。所以与闻公门之事者，当三思行之，培德无涯矣。余听鸿志。

肠 痛

浏河孙　去年产后，瘀积未楚。入春腹渐作痛，两手脉来涩滞。此系络脉有阻，隧道阻塞，以致腹形渐大，关

---

① 姑：指婆婆。
② 邑尊：行使行政和司法的清代地方官员。又称"县尊"。
③ 嫠（lí 离）妇：寡妇。

元穴微肿，按之急痛，乃成痈之兆。法宜消积通络为治。

制香附　柏子仁　延胡　米仁　麦芽　旋覆花　青葱
管　赤芍　归须　丹参　新绛

南浔宋　素患肥气①，近加少腹绕脐而痛。盖厥阴脉
络并于小肠，又为水分穴之所，虑成肠痈，形脉皆现虚
象，恐难支持。

党参　琥珀　麻仁　黑芝麻　淡苁蓉　红曲　人乳
青橘叶

复方　水分穴较前更肿，脐腹疼痛更甚。正属酿脓之
候。仍拟清润，不致毒从脐出也。

党参　大腹皮　橘红　竹茹　谷芽　饴糖　伏龙肝
石斛　蔻壳

常州徐　产后败瘀阻于肠募，少腹作痛，肠痈之所由
作也。且拟温通之法，以冀瘀下积消，堪免成脓。

肉桂　蕲艾绒　丹参　麻仁　炮姜　琥珀　茺蔚子
红曲　薤白头

复方　积瘀稍下，一时未能荡涤，腹痛依然，按脉细
涩。元气甚虚，扶元则积瘀难下，疏导则元气愈虚，攻补
两难，平章不易。勉拟温通，再候转机。

肉桂　党参　神曲　陈广皮　苡米　丹参　艾绒　麻
仁　威灵仙

---

① 肥气：古病名，五积病之一，属肝之积。语本《难经·五十六难》。

丹徒杨　冲任脉虚，天癸不准，来时腰腹作痛。此系肝虚血滞，阻于肠膜，以致少腹结硬，疼痛不已，有肠痈之兆。姑拟温通导滞，以望红潮准信。为分消之法。

制附子　花蕊石　桃仁泥　茺蔚子　败酱草　楂炭
丹参

附　熏方

小白菜　棉花核　车前根　青葱管　大蒜头　艾蓬头

复方　腹痛得缓，瘀浊已下，诚为佳兆，惟少腹肿块，依然未退，此积瘀未净之故也。仍以前法治之。

制附子　肉桂　陈皮　楂核　新绛　花蕊石　丹参
茺蔚子

附　摩汁代茶方

沉香　乌药　绛香　苏梗　枳①壳　郁金　槟榔

青浦张　寒食互结，少腹迸痛，脉沉滞。非惟厥闷，防其成痈。

沉香　艾绒　槟榔　藿香　炮姜　椒目　草果　厚朴
炮淡吴茱萸

吴江朱　寒凝气滞，少腹作痛。此肠痈之基也。

厚朴　苏梗　枳壳　广皮　葛根　槟榔　藿梗　青皮
楂肉　葱管

余杭欧　小肠痈延迟诒误，内脓已成，破后必费曲

① 枳：原作"槟"，据文义改。

折。急与补托，勿一误再误，向作痞治，何异隔靴搔痒。

党参　瓦楞子　丹参　枣仁　米仁　黄芪　稆豆皮

梅堰汤　小肠痈破后，秽脓夺脐而出，盗汗脉软，形体尫羸，疮怯已成，难许无虞。

党参　北沙参　枣仁　五味子　木香　黄芪　范志曲
浮麦　稆豆皮　广皮

芦墟沈　小肠痈内溃，小便下蛔十计。此乃内膜有伤，治之非易。

制附子　琥珀　冬瓜子　苡仁米　败酱草　川连　广皮　瓜蒌仁

复方　脓蛔如故，药石无功。

党参　乌贼骨　陈皮　菟丝子　米仁　丹参菩提珠①
谷芽

嘉定闵　产后瘀阻，自冬经夏，少腹作病，痛无著迹，急疏营络，免成肠痈。

制香附　茺蔚子　艾绒　当归　苏梗　延胡索　泽兰
丹参

昆山孟　蓐后体虚多卧，以致败血失遂，流注肠中，酿成内痈。拟和以导之之法。

香附　陈皮　当归　丹参　煨木香　白芍　艾叶　茺蔚子

---

① 菩提珠：热带产的一种坚硬果实，做成珠子形状入药。

同里张　微寒微热，脉细而数，少腹急肿，脐突，转侧有水声，内痈已成。拟温以通之。

肉桂　茺蔚子　陈皮　澄香　艾叶　薤白　花蕊石

苏州钱　恒业轿夫，急于奔走，致肠胃传送不能舒展，败血浊瘀壅遏肠中而成内痈，与薏苡仁汤治之。

赤小豆　防己　薏苡仁　甘草　桃仁　粉丹皮　蒌仁

嘉定比丘尼　小肠痈溃后，虚热不已，脐中时流败水浊瘀。此症起于素志不舒，经闭为病，难于调治。

党参　米仁　谷芽　甘草　赤苓　丹参　花粉　陈皮

金泽钱　少腹攻痛，小便涩滞，兼以后重，防成小肠痈。

澄香　陈皮　枳实　艾叶　青皮　苏子　乌药　薤白川楝子

附　熏方

大蒜梗　青葱管　艾叶

唯亭李　脐腹隐隐作痛，痛则气冲于上，便秘脉芤，小便赤淋涩痛。显系肠痈，非奔豚也。宜大黄汤下之，瘀去，痛即缓矣。

大黄　朴硝　桃仁　丹皮　青皮　苡仁　丹参　木通赤苓　茺蔚子

蠡墅王　盘肠痈①，前拟导瘀开泄法，未见松机。瘀

---

① 盘肠痈：原作"蟠肠痈"，据文义改。

滞腑络，未能荡涤。再以排瘀润肠，佐以降气。

沉香　郁李仁　麻仁　新会皮　苏梗　川断　菟丝子
蒌仁　青葱管　丹参

太仓朱　恶寒发热，少腹肿痛，脉有芤象。左脚屈不
能伸，名缩脚肠痈。宜破瘀行气治之。

延胡　陈皮　木香　归尾　青皮　枳壳　红花　焦
山楂

洙泾周　脐腹绞痛，转侧有声，肠痈已成矣。

焦神曲　官桂　枳壳　艾叶　炮姜　山楂核　川楝

吴江张　肠痈。

川楝子　澄香　白芍　乌药　苏梗　山楂核　陈皮
艾叶

朱家角陈　少腹气逆，便秘脉芤。防成蟠肠痈。

葛根　沉香　青藿梗　厚朴　楂核　艾叶　槟榔　扁
豆叶　枳壳　陈皮

横泾冯　半产后，五十余日，恶露流入小肠也。拟失
笑散主之。

五灵脂　蒲黄　川楝子　川连　茺蔚子　延胡索　丹
参　薤白头　楂核

青浦袁　脾虚不能统血，败瘀渗入肠胃之间，以致脐
突腹肿，痛势日加。此肠痈欲作脓也。法拟健脾行瘀，以
冀勿溃为妙。

茺蔚子　菟丝子　谷芽　丹参　竹茹　川楝子　新会

皮　白芍

太仓缪　肠痈，在将成未成之际。拟运行以消散。

川郁金　延胡　归尾　申姜　陈皮　丝瓜络　红花
桃仁　苏梗　新绛

平望倪　腹中作痛，胀满难食，小便涩滞。此肠痈
也。遵古法，以薏苡仁汤主之。

米仁　瓜蒌　丹皮　白芍　桃仁泥

毕　湿热由腑滞及肠中，大便不爽，食入不适。平昔
肝木易动，厥阴不主疏泄，少腹形胀。无非滞气之壅，久
则凝瘀日踞。

小温中丸三钱十服

某　脐旁紫黑，先厥后热，少腹痛如刀刮，二便皆
涩，两足筋缩。有肠痈之虑。

老薤白　当归须　两头尖　小茴香　炙山甲

某　舌焦黄，小腹坚满，小便不利，两足皆痿。湿热
结聚，六腑不通。有肠痈之虑。

川楝子　丹皮　山栀　通草　青皮　小茴香

某　壮热旬日，周身筋脉牵掣，少腹坚硬，小便淋
滴，忽冷忽热，欲痛脓血。乃肠痈为病。仿孙真人牡丹皮
大黄汤主之。大黄、牡丹皮、芒硝、瓜子、桃仁，《金匮》《删
繁》①《刘涓子》《肘后》俱用此方。听注。

蒋氏　带下不止，少腹内踝连痛至足，不能伸缩。络

---

① 删繁：《删繁方》，南北朝医家谢士泰著。

脉不宣，最有结痛，缠绵不可不虑。医云肝气，岂有是理。

桂枝　远志　当归　杞子　茯苓　鹿角霜　生沙苑

朱四十　产后冬月，右腿浮肿，按之自冷。若论败血，半年已成肠痈。针刺泄气，其痛反加。此乃冲任先虚，蹻维脉不为用。温养下元，须通络脉。然取效甚迟，恪守可望却病。此案本非肠痈，最易误治。故特录出，以便临症核对。

苁蓉　当归　肉桂　小茴　牛膝　茯苓　鹿角霜　鹿角胶熔酒蜜丸。

吴　产后十二朝。先寒战，后发热，少腹疠痛，腹膨满，下部腰肢不能转侧伸缩，小溲涩少而痛。此败血流入筋络，延及变为疡症。议用交加散。

小生地　炒楂肉　生姜　车前　牛膝　五灵脂
调入琥珀末一钱。

又　十六朝。诸症稍减，每黄昏戌亥时冲气自下而上，至胸中即胀闷，肢冷汗出，右腹板实。此厥阴肝脏，因惊气逆，今恶露未清，重镇酸敛，均为暂忌。拟和血调血为稳。

炒桃仁　归须　香附　延胡　小茴　炒楂肉　官桂川楝

又方　人参　当归　白芍　炙草　茯神　香附　桂心广皮

经曰：天枢隐隐痛者，为大肠疽，其上肉微起者，为大肠痈_{天枢穴即大肠募，在脐旁开二寸。}关元隐隐痛者，小肠疽，其上肉微起者，小肠痈_{关元穴即小肠募，在脐下三寸。}①此指募穴而言也。余思致大小肠痈，各有其因。或膏粱厚味，湿热壅塞而成；或终日急奔，气血阻于下焦。饱食奔走，肠胃失于展舒。负担重物，迸伤肠胃。醉饱房劳，致伤精液。湿滞痰凝，肠胃痞塞。饥饱劳役，肠胃受伤。饱食喜卧，食积停滞。受寒气，阳气不能宣通，或脾虚湿壅，湿滞流入小肠；或跌仆停瘀肠膜；或妇人分娩用力太过，气陷阻滞不升，产后喜卧，瘀流入络。或肝气郁结，暴怒忧愁，气结不通。车马疾奔，震动肠胃膜络。尼姑、孀妇、室女干血停阻，有心经火毒流入小肠，肺经之热移于大肠。以上皆可成痈。大小肠痈不外乎血瘀气阻，寒凝热壅，已溃未溃，兼虚兼实，若能一见便明，治肠痈不难矣。寒者温之，热者凉之，气滞者理之，瘀阻者行之，此治大小肠痈始萌之大纲领也。其中利湿、消滞、化痰、排脓、清热、温通、解毒、固正、和中、养阴各法者，四法中之变化也。虽有群书可考，余今辑四十一方，潜心参玩，亦可增一隙之明。_{余听鸿注。}

　　余思大小肠痈之治法，诸先哲辨之极明，不如简略后人可取为法。鄙见生大小肠痈，小肠上口，即胃之下口，

---

① 天枢……三寸：语出《圣济总录》。

曰幽门。大肠上口，即小肠下口，曰阑门。又为水分穴，泌糟粕，化精液溲便，即在此分清，糟粕归大肠，溲溺归膀胱。屈曲变化之处，最易壅塞，如市井路狭人众，门巷之间易壅易阻。肠痈者生此二处为多。痈生于大肠，易治。大肠为传道之官，变化出焉。阳明多气多血，魄门为五脏使，水谷不得久藏，其气本主下达，泻之其毒脓与糟粕而出。生于小肠，治之较难。小肠为受盛之官，化物出焉，有毒难泄。太阳多血少气，与心火合为表里，虽泻则热从溺溲而出也。看肠痈之法，先从少腹按之。皮肉轻按痛者，痈生于外，腹痛也。若轻按不甚痛，强按之内中痛甚，肠痈也。若小便淋沥，有恶寒发热，身皮甲错，少腹肿状在一处痛者，脚屈难伸，肠痈也。若少腹皆不痛，一处独痛，痈已成。若独痛之处按之热，他处不热，脓已成。若脉来迟紧者，气滞血瘀，未成脓也。脉见数滑，有寒热，已成脓也。服热药更痛者，已成脓也。服热药而痛缓者，脓未成也。脓非火煅炼不能成，故服热药痛更甚。生肠痈者，要卧清静之室，倘猫鼠响器，哄吓之言，幼孩跌仆，防其惊跳，则肠断不救，此皆屡次试验而得之。未成脓之前，要分气阻血凝、虚实寒热诸治法，有群书可考，兹不多赘。然成脓之后，下之不得，吐之不能，不得不开之使脓外泄。迁延腐烂肠胃，或脓夺脐而出，或少腹内溃出脓，或大便便脓，或呕脓。妇女前阴出脓，内中肠胃无有不坏者。吾友少田胡君曰：以子所言，内痈先保里膜为要务，如此说来，肠痈开刀动针，里膜必穿，岂不误人性命。余曰：君言却是有理，然刺火针，肉未受伤。如针灸之法焉有不伤里膜，然其孔小易于收敛，若其内溃，其中腐烂已多，收敛不易，迁延日多，正气已败，生长更难。然刀针手法，各有秘传。惟见孟河马氏、巢氏，余屡见之。此皆衣钵相传，惟烫火针为最速，救人甚众。其余能开内痈者，未曾见耳。若无师传授，点穴不真，认症不准，乱针乱刺。孙真人云：肠痈妄治，必杀人。即此也。余不能刀针，惟疡症不敢旁质一言。今有无师传授，以外科较内科易，置书数种，合药数方，竟为疡科。倘遇内痈大症，如之奈何。今聊质鄙言，疡科高明，务必考核内痈，为救人之要事。诸公责我罪我，余不敢辞也。余听鸿志。

附治验

余临症五年，遇肠痈数人。始萌未成脓者，或理气消瘀温通，服药而消者，茫不记忆。有二人未能收功者，自愧医学不精，刀针手法缺少师承，听其内溃而死，至今顾影自惭，故录出为后日之戒。余乙酉二月初六日，由孟河至琴川。余友仲鸣徐君过余寓，谈及其店中学生某_{忘其姓名}，住南门外坛上切纸坊内，因腹痛已有三月未愈，烦子过一诊。余即往，诊得脉来数滑，一身肌肉尽削，发热，少腹左角作痛，日夜哀号。余细将其少腹按之，少腹左角一处独痛。细按掌下，惟痛处肌肉最热。问其原由，云服热药热物更痛，服凉药凉饮稍舒。余细按之，最热处郁郁有脓，淜淜有声。看其两足能伸能屈，余曰：此内痈。经服药三月，未曾有言内痈者，吴萸、姜、附、桂热药过多，煅炼成脓。余不能刀针，使脓外泄。此痈在肠外膜里，若脓从大便出，肠必腐坏。若脓从脐出，里膜必穿，如有名手能开，脓从原处而出，可望生机。若脓从大便脐中出者，俱属不救。余写牡丹皮散合活肠败毒丹法主之。即辞曰：速延疡科开之，尚有生机，迟则不救。当日即延著名疡科视之，逐日更医，皆束手。延至十余日，脐中溃脓，胃气渐败而逝。呜呼！疡科不能治内痈，听其自溃而不早治，酿成大患。何异用兵听人居危城之中，罗雀掘鼠，不能济内之粮，又不能冲突救人性命于顷刻，听其自毙一般。余思之，扪心自愧，未习刀针手法，误人性命。所以徐灵胎先生言叶天士先生曰：内科不知外科，得医术之半。余谓内科不能识症，外科不能刀针。一遇内痈，皆如云中观月，雾里看花，挨延日久，脓成，听其自溃而死。医术之难全，徐灵胎先生已言之，余何敢质言。今志之自警耳。余听鸿。

凡治内痈，妇女较男子更难。余忆在师处，有丹徒界某姓大族有新妇，经停三月，皆谓有娠。停至四月，少腹作胀而痛，皆云妊娠夹肝气。服金铃、左金等，痛更甚。后邀吾师，因天微雨，不愿过江，使吾代之。坐车十六七里，再江面坐船颠播①三四里，喘息未平，宅门内呼请诊脉矣。上楼，窗亦四面紧闭。病人坐在帏幔之中，色不能望，音不能闻，问不能答。将手在幔中伸出，切脉迟紧，重按亦涩。余曰：此血气被寒凝滞。问曰：腹中痛乎？旁人代答曰：少腹左边甚痛。舌又不能看。余再问曰：二便如何？少腹痛处可硬？旁人皆不言，病者羞涩不答。余亦无可如何。况枵腹②汗出，手软无力。即请纸书方。余曰：少腹作痛，气滞血凝，日久防成内痈。即用桃仁承气去芒硝，加归尾、延胡、香附等。闻得旁有妇女唧唧言曰：有妊四月，脉中尚方不出，反言内痈。余亦反疑惑不定，明知此方决不服矣。饭毕回寓，与吾师述及情由。曰：望闻问切，四字皆无。孙真人未诊先问，扁鹊见色知病，如此隔靴搔痒，余实不能。后延他医，皆安胎养血。云产前宜凉，方皆不离黄芩、白术。至经停五月，见寒热，少腹肿硬。后脓窜入腿缝，延外科治之。有曰横痃③，有曰便毒，杂药乱投，脓溃淋漓，胃气日败而毙。所以病家如此，医家如此，鲜有不误者也。此误不在医家，误在病家。奉劝富贵之家，有病延医，望闻问切，当尽其技，病家受益多多矣。余听鸿志。

① 播：通"簸"。《庄子·人间世》："鼓䇲播精，足以食十人。"
② 枵（xiāo 消）腹：空腹。谓饥饿。
③ 横痃：又称"便毒"。指各种性病引起的腹股沟淋巴结肿大。初期形如杏核，渐大如鹅卵，坚硬木痛，红肿灼热，或微热不红。穿溃后流脓液，不易收口，称为"鱼口"，一说生于左侧为鱼口，右侧为便毒。

徐洄溪治长兴朱季敏少子啸虎官，性极聪明，年九岁。腹痛脚缩抱膝而卧，背脊突出一节，遍延内外科诊视。或云损症，或云宿食，或云发毒，当刺突出之骨以出脓血，其西席茅岂宿，为荐余治，往登其堂，名医满座，岂宿偕余诊视。余曰：此缩脚肠痈也，幸未成脓，四日可消。闻者大笑，时季敏为泺州牧①，其夫人孔氏，名族之女，独信余言。余先饮养血通气之方，并护心丸，痛遂大减。诸医谓偶中耳。和按：同道妒嫉，可丑之态。明日，进消瘀逐毒丸散，谓曰：服此又当微痛，无恐。其夜痛果稍加。诸医闻之，哗然曰：果应我辈之言也。听按：此等医士，幸灾乐祸，皆欠学问之处。明早，又进和荣顺气之剂，痛止八九，而脚伸脊平，果四日而能步。诸医以次辞去。中有俞姓者，儒士也，虚心问故。听在师处，师曰：若见同道，可问则问，不可问则不问，自己当缄口少言。何也？我等寒士，今人或稍有家资，鄙尔贫士，或捐职衔者，鄙尔布衣，或高抬身价者，鄙尔卑贱，故作匆忙者，厌尔纠缠，欺世盗名者，恐尔辩驳，各有习气。若谦虚下问，人疑尔诈，反俯首受辱于人，故不必问。若果有长者风，是吾三益之友，道同志合，何可不问。先哲云：我百事知，惟一事不能知。吾问于人。彼百事不知，惟我一事不能知，彼能知者，即吾师也。余至琴川五载，道同志合，有问必言，有长者风，温厚和平。支塘邵聿修先生老成持重，直言不讳，每逢同诊，受益已多。惜天不永其寿，丧吾益友，故谨录之，以志感慨。今读徐案之儒士俞姓医，虚

---

① 泺（luò 落）州牧：泺州刺史。泺州，古地名。

心问故，知洄溪先生直言不讳长者而问之，知前群医之中，不可问。而不问也。余谓杂药乱投，气血伤矣，先和其气血，自得稍安，继则攻其所聚之邪，安能不痛？既乃滋养而通利之，则脏腑俱安矣。

又治南濠徐氏女。经停数月，寒热减食，肌肉消烁。少腹之右，下达环跳，隐痛微肿。医者或作怯弱，或作血痹，俱云不治。余诊其脉洪数而滑，寒热无次，谓其父曰：此瘀血为痛，已成脓矣，必自破，破后必有变症，宜急治。与以外科托毒方并丸散，即返山中。越二日，天未明，叩门甚急。启视，则徐之戚也。云脓已大溃，而人将脱矣。即登其舟往视，脓出升余，脉微肤冷，阳随阴脱。余不及处方，急以参附二味煎汤灌之，气渐续，而身渐温。然后以补血养气之品，兼托脓长肉之药，内外兼治。两月而漏口方满，精神渐复，月事以时。大凡瘀血久留，必致成痈。产后留瘀及室女停经，外症极多，而医者俱不能知，至脓成之后方觅外科施治，而外科又不得其法，以致枉死者比比皆然。<small>徐洄溪。</small>

肾俞痈

松江史　肾俞痈，灸后肿收痛减，大有消意。此当坎位，地冷多寒，自宜温补。

肉桂　延胡　茯苓　青盐　熟地　枸杞　杜仲

宜兴尤　肾俞痈延久不愈，恐成疮怯。

西洋参　川石斛　车前　茯苓　鳖甲　北沙参　大豆

卷 白芍

青浦苏 背脊先曲，次发肾俞，其势必溃。真阳虚损之极，加以脉数胃困，最难治疗。

党参 川石斛 茯神 料豆 扁豆皮 冬术 五味子 神曲 鳖甲 川贝母

南汇李 肾俞色白漫肿，防其成痈。此空隙之穴，非比他处，能令消散为首务。先理寒热，后商外疡。

葛根 藿梗 蔻壳 苏梗 木香 青蒿 陈皮 厚朴 丹参 扁豆

青浦查 肾俞发。肿收肿化，可卜向安，另有变迁，未敢预决。

北沙参 忍冬花 黄芪 石决 花粉 制首乌 杜谷芽 广皮

乍浦马 肾俞内发，由真元亏损而成。勿泛视之。

北沙参 人参 茯苓 神曲 黄芪 女贞子 甘草 淮麦 料豆

复方 进补托之剂，平塌依然，神思昏颓，胃气困惫，甚非佳兆。再拟补托，以决成败。

人参 白芍 女贞子 黄芪 甘草 冬术 杜仲 大生地 茯苓

淮安程 肾俞坚硬如石，形如大桃，绵延半载，皮色泛红，已有穿象，流脓为吉，出血为凶。此血瘿之流亚也。听按：此症即是石疽，寒气夹痰凝结所致。因皮色泛红，故不能用温药。

　　川贝　牡蛎　紫菜　远志　连翘　苏子　广皮　夏枯草

　　俞为阳之穴，募为阴之会。诸经之俞在背，诸经之募在腹。脏腑不和，病发于外。发于阳者在俞，发于阴者在募。发于本脏腑者在内。发于腑者属阳，治之稍易；发于脏者属阴，治之极难。何也？《内经》云：六腑者，所以化水谷而行津液者也；五脏者，所以藏精神血气魂魄者也。又云：六腑传化物而不藏，故实而不能满也；五脏者，藏精气而不泻，故满而不能实也。六腑之气本通，虽壅阻易于通达。五脏生痈，肺本中空，主气之呼吸出入，较他脏治之较易。其余脾肝肾四①脏之痈，生于本脏，腹内者针不可至，药不可及，手不可近。内科不识其症，外科不得其法，妄治而误者，比比然也。夫肾俞痈者，名曰连肾发。此肾经之外痈也，生于命门穴，脊之十四椎，自下至上第七椎，即七节之傍中有小心处是也。此处其方在北，其卦在坎，本为寒水之地，内藏相火，如水底暗蛰龙雷，阴阳相抱，为先天之本，性命之根，精气神聚藏之所，生生化育，寿夭荣枯，皆在于斯。又在骨多肉陷空隙之处，靠里膜最近，与肾为比邻。此处生痈，故一经溃后，先自徬徨矣。先哲皆云：房劳过度，致伤肾水。鄙思耄耋襁褓，高僧节妇，皆有生此痈者，岂皆房劳乎？其中

---

　　①　脾肝肾四脏：诸本同。疑脱"心"字。

各有其因。寒郁则化火，阴虚则火生。或者操劳思虑，有动乎中，必摇其精；或小儿先天不足；或房后肾经受寒，寒郁化火；或强制亢阳，阴精内消；或春方丹石，忍精入房，欲火内燔；或房劳不节，淋浊不休，梦遗滑泄，妇人淋带过度，脂液内竭；或膏粱厚味燔炙，热郁于中；或跌挫停瘀肾膜；或妇人漏经血崩，产后亡血过多，阴津内涸；或肝阳独旺，内烁肾阴，种种皆可肾俞生痛。然此症治法最难。天地水向东流，肾本难实。未溃之时，难起难发，已溃之后，疮怯易成，元气易败。此处督脉，属阳上行。太阳寒水之脉下行。二肾之中，命门在焉。真水之中，相火藏焉。若不补阴，专治其毒，则肾水更伤，毒难速化。若专补阴而不通阳，则阴无以生，毒且深藏不能外泄。今辑八方。譬如肾俞痛灸后肿消，温补之中，夹熟地之填阴，青盐之引药入肾，参延胡消其已阻之瘀，此阴阳并补兼消之法也。虚损疮怯之渐，温补养阴之中，参以茯苓、车前、神曲、豆卷暗泄肾邪，去脾胃之温，防其胃困，亦一法也。如夹外邪，先理寒热，后商外疡，亦一法也。疡症平塌，神识昏颓，胃气困惫，专于补托，毫不夹消导渗泄之品，亦一法也。坚硬如石，皮色泛红，化痰软坚凉血，亦一法也。先生疡科调理之法，俱有层次，丝丝入扣。不但疡科，内科有几人能望及先生之项背与。余听鸿注。

附治验

余思肾俞痈，皆属虚症。实症百中则有三四，或其人正气本实，或膏粱煎熇辛辣，饮食不节。瘀血积于肾经膜外，或有之，然余未见也。忆昔年在梁溪，遇王君者香，邀余诊视，脉来虚数，咳呛多痰，肾俞痈平塌，已溃两孔，脓稀黏腻，滋水淋漓。问其年将二十，无昆仲，尚未得子。他医专以甘凉治肺止咳，余曰：水亏木旺，木扣金鸣，肾虚则水泛为痰。当先治肾，寒凉温补宜并用。一清相火，一通肾阳，坎离既济，阳随阴长，阴随阳生。以肾气丸加知、柏，猪脊髓为丸。每日三服，每服二三钱。另服甘温补剂。戒以屏劳绝欲，戒酒辛炙。后至百日后，此痈肌肉已平，疮口亦合，胃气甚旺。后竟宴客纵欲豪饮，旧疮复发，红肿，疮口溃裂。经疡科服牛蒡、银花寒凉之品，疮色更红，高突，以致胃惫面红汗出，痢下腹痛而殁。肾俞发将及一年，服滋补而瘥。因其纵欲阴伤，龙雷外越。余未见龙雷之火，暴雨而能制之。服寒凉，虚阳更燔，戕其脾胃生生之气，岂有不死者乎！<small>余听鸿志。</small>

附悬痈治案 余思外症与内症看法虽异，理则同。从中有假热假寒，最难明察。譬如伤寒之戴阳，寒极似热，面红目赤，口燥假渴，索饮冷水。仲景有通脉四逆加猪胆汁汤、白通加人尿猪胆汁汤。如温病之热深厥深，陷入营分，肤冷肢厥，喜热饮不喜凉饮，反用紫雪丹、至宝丹、犀角地黄、白虎、竹叶石膏等汤。此皆内科之假寒假热也，外症亦然。有一等皮色泛红，阴分不足，虚阳外越。服温补肿势渐平，红色渐退。亦有色白坚硬，平塌不起，外显虚象，乃是火毒凝结，气血不能通畅，一服凉散，皮色即红，肌肉渐松，此外症之假寒假热也。此等症最易误治。然细心者，断不致误治。究竟有元气脉息虚实可凭。余忆十余年前，余姨岳母，素有便血。本属早寡多郁，后起悬痈，生于谷道①之前，溺道之后。先起块作痛，即至孟河诊之。皆云湿热，服苦参、黄柏、苡米、萆薢等苦寒渗利数剂后，日见其甚。再复诊，服数剂，卧床不起，日剧。着余妇代看之，云皮色泛红，光亮如梨，按之甚热。用田螺水摩番木鳖，调冰片搽之，稍安。干则更痛，再搽。后邀疡科诊之，曰：悬痈溃后，为海底漏，死症也。合家惊惶。正在岁终有事，无可如何。余曰：素有便血，本属脾虚，虽有肝气兼湿热，肝络系于二阴，补中益气汤最宜。此方之升麻、柴胡，即是疏肝之品，当归是养肝之品。东垣先生云：治脾不若治肝。木气调达，土气自舒。参、草甘温助脾，白术、陈皮调胃祛湿。余即将补中益气本方，加茯苓泄其已阻之湿。大剂三服，痛减红退而肿收。再服两剂，而饮食渐增，肿渐收尽，痛亦止。后服归脾五六剂，平复如故。至今十余年，强健如昔。所以补中

---

① 谷道：指肛门。

益气汤，人皆云升清，不知东垣先生内中有疏肝扶土之妙。鄙言以谓何如？若依疡科，用苦寒淡渗，利湿清热，此症决致不起。余听鸿志。

肛痈

倪　肛疡溃脓虽愈，阴气已经走泄，当阳气弛张发泄。今加嗽血痰多，胃纳减于平昔，脉数促，喘逆脘闷。姑清肃上焦气分。

苏子　杏仁　香豉　蒌皮　降香　郁金　桔梗　黑栀皮

魏　脉数，垂淋浊。愈后，再发肛胀，大便不爽，余滴更甚。

萆薢　猪苓　泽泻　白通草　海金砂　丹皮　黄柏　晚蚕沙

复方　滞浊下行，痛缓。议养阴通腑。

阿胶　生地　猪苓　泽泻　山栀　丹皮

王　病人述，病中厚味无忌，肠胃滞，虽下而留湿未解。湿重浊，令气下坠于肛，肛坠痛不已。胃不喜食，阳明失阖，舌上有白腐形色。议劫肠胃之湿。

生茅术　人参　厚朴　广皮　炮姜炭　生炒黑附子

肛痈者，即脏毒之类也。始起则为肛痈，溃后即为痔漏。病名虽异，总不外乎醉饱入房，膏粱厚味，煿炙热毒，负重奔走，劳碌不停，妇人生产努力。以上皆能气陷阻滞，湿热瘀毒下注，致生肛痈。今另立肛痈一条，何也？肛痈脏毒，来之速，痛之甚，若不速治，溃后即成痔漏瘤疾。倘有不慎，即此殒命者多矣。肛痈何由而生？肛者直肠也。肛门，即直肠之门户也。肠胃自贲门之下，一过幽门，气皆下降。饮食入胃，随之下趋，直灌小肠。小肠下口为之阑门屈曲之处，泌糟粕，化津液，即在斯矣。如能水谷分清，本无疾病。若厚味酒湿热毒，壅滞气机，阻塞膀胱。或负重疾奔，气陷血凝。小肠少运化之权，蓄积小肠，膀胱湿热壅阻不能从溺道而出，反趋于大肠之中，灌注肛中。魄门为五脏使，启闭有时，不比溺孔，可时时而泄也。湿热愈壅，气机愈滞，肛之门户更闭而不通矣。湿热久留，经云：气血壅阻，即生痈肿。热盛则肉腐为脓，肛痈生矣。若生于内而不早治，脓溃则肠穿，则成痔漏瘤疾。生于外者，热壅肛门，肛门外翻，秘结不通。若不早治，寒热大作，口渴烦躁，竟有伤生者也。若能预早防范，用药使其壅塞速通，能保内消不溃者，为上工。既溃之后，肛门之肉，有纵有横，行走牵动，大便不时出入，最难收敛。能即填其孔窍，早生肌肉，生长完固，亦良工也。若用刀针系线，安能遽长肌肉哉？日久渐虚，致成劳怯而死者多矣。惟愿疡科，始萌之时辨其阴阳虚实，当攻当补。理气利湿，清热解毒温通等法，俱有群书可考，皆在临证之权宜，非笔能罄述也。今辑四方，粗具规模，治之得法，皆在临证之人变通焉。余听鸿注。

荆溪张渚镇余君天培，四十未有子，体颇丰，嗜饮食，好厚味。余虽非同族，其祖父与吾先大父①式王公先严②胪卿公，有三世旧交，后红巾③窜踞江南，余年尚幼，避乱孟河，至同治甲子回籍，余一门二十余口殉难，故居皆为瓦砾之场，余则能就孟河为家焉。同治癸酉，天培余君偕一妾，仆从数人，来孟河就诊于马培之先生处，肛门已有漏卮四五。余因同乡，过其寓，问询其起病之始末。据云：是年八月初旬，天气尚暖，乡人死羊，售肉于酒肆中，实不知也，最喜羊肉，饱啖，饮以膏粱火酒。当夜睡后，觉有寒热。明日，觉肛中大痛如刀刺，壅阻秘塞不通，辗转床褥，呼号七日夜，治之罔效。至第八日，有某医曰：湿热壅阻肛中，速宜下之。即与大承气汤下之。下燥粪之后，即下脓血矣。不料脏毒内已成脓，肛已溃穿，后渐穿肛外。未及三月，已成四五漏矣。在孟河调理数月，已收三孔，行坐如常。后旋乡，仍嗜酒纵欲，烦劳不节，疮漏渐溃，窜至八九孔。停一年余，再至孟河。余看其肛中穿及肛外，竟能穿至臀，穿至股。滋水淋漓，不能起矣。是年，余在荆溪运茶至苏属，秋仲至孟河，一见其腹硬便溏，四末作肿。余谓其妾曰：即速雇舟回籍，脾气已绝，途中恐不及也。逾二三日，培之先生唤余到彼寓，当夜雇舟送伊回籍，到奔牛镇而殁。所啖羊肉、烧酒一

---

① 先大父：已故的祖父或外祖父。先，含有怀念、哀痛之情，是对已死长者的尊称。

② 先严：指已故的父亲。

③ 红巾：指红巾军。

次，竟能殒命，人之饮食起居，岂可不慎欤？故录出，与纵饮火酒，喜食浓厚，贪口腹者戒。余听鸿志。

腹内痈论

古之医者，无分内外，又学有根柢，故能无病不识。后世内外科既分，则显然为内症者，内科治之；显然为外症者，外科治之；其有病腹中，内外未显然者，则各执一说，各拟一方，历试诸药，皆无效验。轻者变重，重者即殒矣。此等症，不特外科当知之，即内科亦不可不辨明真确。知非己责，即勿施治，毋至临危束手，而委他人也。腹内之痈，有数症：有肺痈，有肝痈，有胃脘痈，有小肠痈，有大肠痈，有膀胱痈。惟肺痈咳吐腥痰，人犹易辨。余者或以为痞结，或以为瘀血，或以为寒痰，或以为食积。医药杂投，及至成脓，治已无及，并有不及成脓而死者。病者医者，始终不知何以致死，比比然也。今先辨明痞积、瘀血、寒痰、食积之状。凡痞结瘀血，必有所因，且由渐而成。寒痰则痛止无定，又必另现痰症。食积则必有受伤之日。且三五日后，大便通即散。惟外症则痛有常所，而迁延益甚。《金匮》云：诸脉浮数，应当发热，而反淅淅恶寒，若有痛处，当发其痈。以手按肿上，热者有脓，不热者无脓。此数句，乃内痈真谛也。听按：《金匮》之文，简而易明，真金科玉律，惜疡科不留意者多。又云：肠痈之为病，身甲错，腹皮急，按之濡，如肿状，腹无积聚，身无热是也。若肝痈则胁内隐隐痛，日久亦吐脓血。小肠痈与大肠痈相似，而位略高。膀胱痈则在少腹之下，近毛际，着皮即痛，小便亦艰而痛。胃脘痈有虚实二种，其实者易消。若成脓，必大吐脓血而愈。惟虚症则多不治。先胃中痛胀，久而心下渐高，其坚如石，或有寒热，饮食不进，按之尤痛，形体枯瘦。此乃思虑伤脾之症，不待脓成即死。故凡腹中有一定痛处，恶寒倦卧，不能食者，皆当审察，防成内痈。慎勿因循求治于不明之人，以至久而脓溃，自伤其生也。徐洄溪。

听按：方书五脏六腑俱有痈。然心为人身君主而藏神，心虽有痈，将成即死。心一生痈，即时神昏志乱，故即死。脾为转运水谷之脏，脾一生痈，胃不能克化，亦死。胆为清净之腑，不出不纳，外裹脂膜，内藏青汁，不能生痈，况藏在肝叶，胆痈与肝痈治法同例，仲景治肝必治胆。膀胱外所一壳，脂膜不厚，内藏溲溺，时满时虚，虽有其名，从未见过。治法与大小肠痈大同小异。三焦二络，本无定体，三焦皆属人身躯壳之病，虽有其俞募，不得作内痈，故有其名而无其症。余今辑腹内痈，惟肺痈、胃痈、肝痈、大肠痈、小肠痈、肾俞痈、肛痈而已，其余前辈未曾见过，无临证之方，余亦不敢妄为臆说，故概未录。

发无定处部

疔

王　疔毒，咯血失血。都是暑入阴伤。

卷四

二一九

竹叶心　元参心　鲜生地　黑稽豆皮　麦冬　知母

疮痍

某　足筋不舒，为湿邪所阻，以致络脉壅滞。今发疮，即是湿邪疏泄处。<small>此方余不欲取，备存一格。</small>

熟地　阿胶　桑叶　当归　甘菊　木瓜　新绛　牛筋　牛酥　血余　丝瓜络　白麻骨　黑芝麻　人乳粉　石决明

猪骨髓、阿胶烊化为丸。

胡<small>六六</small>　脉右劲，因疥疮，频以热汤沐浴，卫疏易伤冷热。皮毛内应乎肺，咳嗽气塞痰多。久则食不甘，便燥结，胃津日耗，不司供肺。况秋冬天降，燥气上加，渐至老年痰中之象。此清气热以润燥，理势宜然。倘畏虚，日投滞补，益就枯燥矣。

桑叶　甜杏仁　白沙参　麦冬　天花粉　玉竹　甘蔗浆　雪梨浆　熬膏

钱<small>二十</small>　脉来右弦左垂，阴虚湿热，遗精疮蚀。

黄柏　知母　熟地　萆薢　茯苓　远志　蜜丸

吴<small>二四</small>　久疮不愈，已有湿热。知识①太早，阴未生成早泄，致阳光易升易降，牙宣龈血，为浊为遗。欲固其阴，先和其阳。仿丹溪大补阴丸，合水陆二仙丹，加牡蛎、金樱膏丸。

汪　肿自下起，胀及心胸，遍身肌肤赤瘰，溺无便

---

①　知识：认识，了解。这里指发现患病。

滑。湿热积水，横渍经隧，气机闭塞，呻吟喘急。湿本阴邪，下焦先受。医用桂、附、芪、术，邪蕴化热，充斥三焦，以致日加凶危也。

又　湿邪留饮，发红瘰，胸聚浊痰，消渴未已。用木防己汤。

木防己一钱　石膏三钱　杏仁三钱　苡仁二钱　飞滑石一钱五分　寒水石一钱五分　通草煎汤代水。

薛十九　腹满下至少腹，三阴都已受伤，而周身疥疮数年不断。脉络中必有湿热。就腹痛泄泻，腑阳不通。不独偏热偏寒之治，常用四苓散。

猪苓三钱　茯苓三钱　泽泻一钱五分　生於术一钱　椒目五分

何　烦劳之人，卫气少固，雾露雨湿，伤其流行清肃。疮痍外发，脘胁反痹。乃经脉为病，无关腑脏。

白蒺藜　钩藤　郁金　桑叶　橘红　白蔻仁

复方　气窒热郁，仍治上，可以通痹。

瓜蒌皮　郁金　香附　苏梗　杏仁　黑山栀

孙　寒郁化热，营卫气窒，遂发疮痍。食入即吐，胃中热灼。当忌进腥油，先用加味温胆汤。

鲜竹茹一钱五分　半夏一钱五分　金石斛三钱　茯苓一钱五分　广皮白一钱五分　枳实一钱　姜汁一匙调

单　疮毒内攻，所进水谷不化。蒸变湿邪，渍于经隧之间，不能由肠而下。膀胱不利，浊上壅遏。肺气不降，喘满不堪着枕。三焦闭塞，渐不可治。议用中满分消之法，必得小便通利，可以援救。

葶苈　苦杏仁　桑皮　厚朴　茯苓皮　通草　大腹皮　猪苓　泽泻

程　暑风必夹湿，湿必伤于气分。断疟疮发，即湿邪内发之征。湿伏热蕴，致气壅塞咽底脘中。及至进谷无碍，二便通调，中下无病显然。

白通草　西瓜翠衣　鲜芦根　苡米

张　三疟之邪在阴，未经向愈，春季洞利不食。想春雨外湿，水谷内聚亦湿，即湿多成五泄之谓，疮痍仅泄经隧。湿邪未驱，长夏及受暑邪，上蒙清空诸窍，咳嗽耳聋，的系新邪，非得与宿病同日而语。

连翘　杏仁　飞滑石　嫩竹叶　荷叶汁　桑叶　象贝　黑山栀

张　疮家湿疟，忌用表散。

苍术白虎汤加草果

黄　久泻兼发疮痍，是湿胜热郁。苦寒必佐风药，合乎东垣脾宜升，胃宜降之旨。

人参　川连　黄柏　广皮　炙草　於术　羌活　防风　升麻　柴胡　神曲　麦芽

吴二十　雨湿泛潮外来，水谷聚湿内起，两因相凑，经脉为痹，治病继以疮痍，渐致痿软筋弛，气隧不用。湿虽阻气，而热蒸烁及筋骨。久延废弃有诸。

大豆黄卷　飞滑石　杏仁　通草　木防己

李　痿躄在下，肝肾居多。但素饮必有湿热，热瘀湿滞，气血不行。筋缩肌肉不仁，体质重着难移，无非湿邪深沉也。若论虚，不该大发疮痍。但久病非速攻，莫计效迟，方可愈疾。

细生地　当归须　牛膝　黄柏　萆薢　咸苁蓉　生刺蒺藜　川石斛

吴　下焦痿躄。先有遗泄湿疡，频进渗利，阴阳更伤。虽有参、芪、术养脾肺以益气，未能救下，即如畏冷阳微。几日饭后吐食，乃胃阳顿衰，应乎外胃失职。但下焦之病，属精血受伤。两投柔剂，温通之补，以肾脏恶燥，久病宜通。任督通摄兼施，亦与古贤四斤、金刚、健步诸法互参。至于胃药，必须另用。夫胃腑主乎气，气得下行为顺。东垣有升阳益胃之条，似乎相悖。然芩连苦寒，非苦降之味乎。凡吐后一二日，暂停下焦血分药，即用扶阳理胃二日，俾中下两固。经旨为阳明之脉，束筋骨以利机关，谅本病必有合矣。

鹿茸　淡苁蓉　当归　杞子　补骨脂　牛膝　柏子仁　茯苓　川斛　巴戟

杨　疮痍四肢偏多。长夏入秋，懒倦欲眠，干咳无痰，颇知味。所纳已少。此阳明胃阴内热致耗，即热伤元气之征。当与甘药养胃阴以供肺，如金匮麦门冬汤去半夏，加黄芪皮。

吴　脉不浮大，非关外风。初起右掌二指已不屈伸，头面身半以上常有疮泡之形。此乃阳明脉络内留湿热。若非厉气吸入，定然食物中毒。姑与宣解缓攻。

连翘　犀角　赤芍　酒煨大黄　片姜黄　荆芥

又　能食，二便通调，脏腑无病。初因脓疮，疮愈有泡自面及肢体。至于右肢掌屈伸皆痛，为脉络留邪，以致隧道为壅。前方辛凉入血，先升后降，已得小效。今制清脉络壅热，藉酒力以引导通营卫，亦一法也。

银花　连翘　犀角　荆芥　生大黄　丹皮　黄芩　川芎　当归　羚羊角　泽兰　大豆黄卷

用无灰酒十斤浸。

吴　疮痍之后，湿热未去，壅阻隧道。水谷下咽，亦化为痰，中焦受病，故不知饥。痰起上下，渐至喘闷矣。但服药四十剂，纯是破气消克，胃阳受伤，痰气愈不得去矣。

半夏　茯苓　紫老姜　炒粳米

又　疮痍大发，营卫行动于脉中脉外，可免腹满之累矣。第谷尚未安适，犹是苦劣多进之故。胃阳未复，仍以通调利湿主之。

半夏　苡仁　金钗石斛　茯苓　泽泻

张　初因呕吐，是肝胃不和致病，故辛香刚燥愈剧。然久病必入血络，热则久疮不愈矣。夫木火皆令燥液。易饥易饱，间有呕逆，斯胃病仍在。凡呆滞药味，皆非对症。

冬桑叶　茯苓　杏仁　三角胡麻　佩兰叶　生首乌
苡米　郁金　熬自然膏

杨　身瘦久疮，血分有热，精通之年，最宜安养。脉
象非有病。

生首乌三两　细生地四两　地骨皮二两　金银花二两
生甘草一两　生白芍二两　丹皮二两　三角胡麻一两五钱捣碎
水洗

蜜丸，早服。

王　脉来濡浮，久疮变幻未罢。是卫阳疏豁，不耐寒
暄。初受客邪不解，混处气血浸淫，仅在阳分肌腠之患。
议升举一法，气壮斯风湿尽驱。

人参　川芎　当归　防风　僵蚕　蝉蜕　炙草　生姜
大枣　生黄芪

邹　痰因于湿，久而变热，变现疮疾疥癣。已酿风湿
之毒，混在气血之中，邪正混处，搜逐难驱，四肢为甚。
姑从阳明升降法。

连翘　防风　白鲜皮　酒浸大黄　赤芍　升麻　白僵
蚕　滑石

汪氏　风湿既久未解，化成疮痍。当以和血驱风。

当归　赤芍　川芎　牛膝　牛蒡　夏枯草花　制僵蚕

某氏　两进柔润清补颇投，询知病由乎悲哀烦劳，调
理向愈。继因目病，服苦辛寒散太过。随经淋带，年前七

八日始净。今则两旬而止。此奇脉内乏，前议非诬。据述周身累现瘾疹瘩累，搔痒不宁。想脂液入渗，阴不内营，阳气浮越，卫怯少固，客气外乘。凡六淫客邪，无有不从热化。《内经》以疮疡俱病，皆属于火。然内症为急，正不必以肌腠见病为治。刻下两三日间，又值经至之期。议进固脉实下，佐以东垣泻阴火意。经至之先，用此方。

龟甲心　真阿胶　茯神　生白龙骨　旱莲草　桑螵蛸
人参　知母

早上服。

脓窠①

某　初病湿热在经，久则瘀热入络。脓疡日多未已，渐而筋骨疼痛。《金匮》云：经热则痹，络热则痿。数年宿病，勿事速攻。

夜服白蒺藜丸

午服　犀角　连翘心　丹参　野赤豆皮　元参　细生地　姜黄　桑皮

疮疥者，《证治准绳》有大疥、马疥、湿疥、干疥、水疥，五疥之分。《外科心法》有干、湿、虫、沙、脓五种之异，又有心、肺、脾、肝、肾五脏之发，风、热、湿、虚、实五字之辨。如此治疮疥微疾，不胜其繁。就有疮疥专科，治之不易。鄙意治疮痍者，干湿二字定之矣。

---

①　窠：原作"裏"，据下文改。

若肌肤干燥，瘦削痒痛，搔破出血，或无血而起白屑，此乃血燥生风，风郁化热。经云：诸痛痒疮，皆属于心。心属火，肝属风。火微则痒，火甚则痛。惟风能消物，火能烁物，故肌肤干瘦而能痒痛也。治宜养血息风，清血中郁热。若肌肤肿胀，痒痛搔破，滋水淋漓，或酿脓窠，此乃风湿相搏，稽留化热。经云：热伤皮毛则痛，湿伤肌肉则肿。汗出见湿，乃生痤痱。劳汗当风，汗出为皶，郁为痤。如在表者，急宜解之。经云：汗出则疮已。湿热盛者，治宜利湿清热。疮有虫者属湿，物湿则朽，朽则虫生，湿热清则虫亦除矣。风湿热邪初来，脉旺正盛，先治其表。疮久正虚，脉弱当固其本。以上皆治疮疡之大概也。惟夹内证，更宜思索。或先治内，或先治外。兼治专治，临证须有把握。药剂误投，为害岂可胜言哉。前案中云，误投桂、附、参、术，邪蕴化热，充斥三焦，日致凶危。多服破气消克，胃阳受伤。疮痍轻症，立方不易。今辑二十九方，条分缕晰，细心玩之，自然治外顾内之法，日有进阶矣。余听鸿注。

热　毒

尹　环口燥裂而痛，头面身半以上，发出瘾疹赤纹。乃阳明血热，久蕴成毒。瘦人偏热，颇有是症，何谓医人不识？

犀角地黄汤

风疹块

某　风块瘙痒，咳嗽腹痛，邪着表里。当用双和。

牛蒡子　连翘　杏仁　桔梗　桑枝　象贝母

煎药送通圣丸。

陈　脉左数实，血络有热。暑风湿气外加，遂发疹块，壅肿搔痒。是属暑疡。

晚蚕沙　杏仁　连翘　滑石　防己　寒水石　黄柏
银花

红瘰

某　病湿夹风，身发红瘰。服搜风之剂，外燥里湿。外燥风愈烈，内湿水益聚。肤裂水渍，始觉微痒。岂非湿泄而卫气得行之据乎！此症以治湿为本，而禁风燥之品。

干首乌　石决明　生术　川斛　梨汁　黑芝麻　细生地　桑叶

李　发瘰热肿，独见正面。每遇九、十月大发，五、六月渐愈，七八年来如是。因思夏令阳气宣越，营卫流行无间，秋冬气凛外薄，气血凝滞。此湿热漫无发泄，乃少阳木火之郁，及阳明蕴蒸之湿，故上焦尤甚耳。法以辛凉，佐以苦寒。俾阳分郁热得疏，庶几发作势缓。

夏枯草　鲜菊叶　苦丁茶　郁金　苡仁　羚羊角　黑栀皮　鲜荷叶边

唐　麻木，忽高肿发瘰。必有风湿袭于皮膜，乃躯壳病。昔人每以宣行通剂。

羚羊角　片姜黄　川桂枝　白芥子　抚芎　姜半夏

白癜风

某　须眉白落，皮毛淖泽，脉来浮涩。此风也，非衰白也。三十六种，同出异名，非浅可之疾。夏月宜食香风蛇，俗名即黑风蛇，与鸡煮食之。此案耳食之学，吃蛇不知要吃几条。

白归身　茺蔚子　白麻　僵蚕　银花　旱莲草　夏枯草　赤芍　生地

江南地卑湿蒸，厉疫之气最盛，蛇比他省高燥之处更毒，况乌梢蛇罕有，倘误食毒蛇，为害更烈，岂堪同鸡食乎。不若服蕲州白花蛇稳妥。此薛生白先生方也。细考《三家医案》，薛生白征君、缪宜亭进士二先生，薛吐词高古，笔力简净讥刻，缪用药专以血肉腥臭，炫奇示异。当时文人墨客重其名者，文也。论治病之法，案语精切，用药遵古，惟叶天士先生为最。喻嘉言先生曰：虽医学通于儒学，实系医儒两不相关。徐灵胎、王孟英二先生论之已详，余不敢质言矣。余听鸿注。

产后痈疡

吴　产后十二朝。先寒战，后发热，少腹疠痛，腹膨满，下部腰肢不能转侧伸缩，小溲短少而痛。此败血流入经络，延及变为疡症。议用交加散。

小生地　炒楂肉　生姜　车前　牛膝　五灵脂

调入琥珀末一钱。

又 十六朝。诸症稍减，每黄昏戌亥时冲气自下而上，至胸中即胀闷，肢冷汗出，右腹板实。此厥阴肝脏因惊气逆。今恶露未清，重镇酸敛，均为暂忌。拟和血调血为稳。

归须 炒桃仁 延胡 小茴 川楝 官桂 炒楂肉 香附

又 人参 当归 白芍 炙草 茯神 香附 广皮 桂心

溃疡

姚 溃疡久不压，气血耗尽。中宫①营液枯涸，气不旋转，得汤饮则痰涎上涌，势如噎膈。久病若是，药饵难挽。勉拟方。

人参 炒麦冬 代赭石 化橘红

某 服疡科寒凝之药，以致气冲作胀，喘急不卧，无非浊阴上攻。议：来复丹。

某 疮疡服凉药，阳伤气阻，脘闷不运，腹膨。最怕疡毒内闭，急宜通阳。

连皮杏仁 广皮 泽泻 大腹皮 茯苓皮 姜皮 厚朴 桂枝木

程 疡毒热症，与参芪不效，即当清解为是，消导亦是非合。今者身热至晡，神识欲昏，便溏溺赤，烦渴。是

---

① 中宫：中焦。

暑气攻入，内侵肺胃，有痉厥之变。昨用宣肺解毒，虽与暑邪无益，然亦无害。若加黄芪，又属相反。大凡热气蒙闭清窍，都令神昏。当以牛黄清心丸清痰气之阻，使其窍开。况暑门中大有是法，与解毒勿悖矣。照方看来，疡科治内症，毫无把握，先以参术，后以消导，再以宣肺解毒，又以黄芪补塞，乾隆时已经如是，何况今时之医道日衰也。

胡　纳食主胃，运化主脾。痈疡痛溃，卧床不得舒展。脏腑气机呆钝，何疑外科守定成方，芪、术、归、地不能补托，气血反壅滞于里，出纳之权交失。且是症乃水谷湿气下垂，而致结于足厥阴手阳明之界。若湿不为尽驱，藉补托以冀生机。养贼贻害，焉能济事。外科守定成方，坚牢难破之疾。故外科方案，至今未传。就薛立斋医案，大半皆有妆饰。陈修园曰：薛氏案说骑墙，不若临症随记方案之晓畅。

金石斛　金银花　槐米　茯苓　晚蚕沙　寒水石

顾　脉微小，溃疡半月，余肿未消。浓水清稀，浮肿汗出，呕恶恶食。此胃阳垂败，痈毒内攻欲脱。夫阳失煦，则阴液不承。元气撒则毒愈弥漫。清解苦寒，究竟斫伐生阳。议甘温，胃受培植其本，冀陷者复振。余非疡医，疡医立方，难脱内科范围，按色脉以推其理耳。

加桂理中汤

曹　因疡漏，过进寒凉。遂患腰痛，牵引脊膂。今晨起，周身不得自如。乃经脉络脉之中，气血流行失畅，久病谅非攻逐。议两和方法。

羚羊角　当归　黄芪　桂枝　桑枝　白蒺藜

顾 溃疡不合成漏，脂液渗去，必肠络空隙，内风暗动。攻胃则呕逆吞酸，腹痛泄泻不食，津液不升，舌焦黑，不渴饮。内外兼病，难治之症。

人参一钱同煎 炒乌梅肉五分 生淡姜五分 茯苓三钱 白芍一钱五分 炒黑川椒三分 炒广皮一钱

某 疡溃脓血去多，元真大耗，脉无力。不嗜食，恶心，中州不振，寐则惊惕，神不守也，以养营法。

人参 熟术 广皮 茯神 炙草 归身 白芍 五味 枣仁

顾 久损漏疡，胃减腹痛。议用戊己汤意。

人参 茯神 白芍 甘草 炒菟丝子

某八岁 疡损能食身热。

六味汤加青蒿节。

徐 营伤心辣，纳食无味。此疡痛大虚，当调其中。

人参 归身 茯神 木瓜 炙草 熟术 广皮 炒白芍

某 脓血去多，痛犹未息。胃伤不嗜谷，口无味。左关尺细弱无力，正虚之著，据理进药，仍宜补托。

人参 熟地 玉竹 丹参 归身 茯神 枣仁 远志 柏子仁

风热火，其性善行而数变。湿性属阴，善凝涩。外受风热，或雨露之湿中于表分，夹风热混处于气血之中，故热毒、风疹块、红瘰发矣。肌表受病，尚浅。用药看其偏于风、偏于湿、偏于热，择其要而治之，自然易解。不必重药扰其里，反使表邪入里。今辑六方，参酌，可得其深意焉。

白癜风一症，《内经》风论简而易明：风气藏于皮肤之间，内不得通，外不得泄 此二语何等明白晓畅。寒客于脉中不去，名曰厉风 一厉字包括在表之风，轻重各症皆在焉。五脏五色风。肺风诊在眉上，其色白，肺色白主气。陈实功曰：紫白癜风，乃是一体而两种也。紫因血滞，白因气滞。总因热体风湿所侵，凝滞毛孔，气血不行所致① 言分气血之滞，亦宗《内经》脱化。《金匮》风论亦云：风湿袭于营卫，经脉痹而不通之意。皆以理气养血之中，参祛风之品。② 仲圣有三味黄芪丸、黄芪防风汤、侯氏黑散、越婢等法，及各大家之方，参酌尽善。治风之法有余，多立名目，反致惑乱。《内经》除厉风之外，皆内症。五脏风、五色风、首风、漏风、内风、目风、肠风、泄风、胃风、偏枯等，皆于外科不涉。后人附会，立名更多。在外之风，曰大麻疯、蛇皮疯、邪魅疯、血疯、鹅掌疯、鼓槌疯、血痹疯、馎糕疯、痛疯、癞疯、软瘫疯、载③毛疯、历节疯《金匮》历节痛并不言风。紫云疯、干疯、刺疯、痒疯、白癜疯、泥壁疯、疹疯、痓疯、冷疯、漏蹄疯、虾蟆

二三三

---

① 紫白癜风……所致：语本明代外科学家陈实功《外科正宗·紫白癜风第五十四》。

② 风湿……祛风之品：语本《金匮要略·中风历节病脉证并治第五》。

③ 载（cì 次）：一种毛虫。

疯、核桃疯、热疯、水疯、雁来疯、鸡爪疯、蝼蝈疯、辁曳①疯、虫疯、疙瘩疯、疾疯、游疯、瞤②疯、顽疯、顺疯、癞疯。尚有内症雷头风、偏正头风、半边风、牵筋风、四柱风、绣球风、脚丫风。牵涉内外，提出许多名目。故病名愈多，治法愈乱。今日市上，另有疯科，专治七十二般疯气。虽云疯科，内外各风症皆能治者，实属寥寥，不过捕影捉风之法耳。孙真人曰：厉风尝治数百人，终于一人不免于死者。盖无一人能守禁忌耳。惟一妇人病愈后，服加减四物汤百余剂，半年之上，方得经行，十分全愈。朱丹溪曰：治五人，亦惟一妇得免。以其贫甚且寡，无物可吃也照此论之，他事当禁忌，忌口亦是要事。余皆越二三年，复作而死。以此观之，肌肉毒风，皆是恶疾。徐灵胎曰：更可骇者，疮疡之症，最重忌口。一切鲜毒，毫不可犯，无书不载。③ 乃近人反令病者专服毒物，以为以毒攻毒。夫解毒尚恐无效，岂可反增其毒。种种谬误，不可弹述。治疯之方，不下数百。见牛黄搜风丸，三十八味中，有香蛇一条，去骨酒浸，作丸桐子大，每日服七十丸，服五日，表汗一次，忌牛羊猪鸡鹅等有毒及动风果品，远酒色、戒忧怒、慎寒暑等语。薛公尚然④。白癜风之轻症，纵人食蛇食鸡，何况后人效而尤之矣。又恶病论，疾风有

---

① 辁（duō 多）曳：摇曳，飘动。

② 瞤（shùn 顺）：眼皮跳动。

③ 更可骇者……无书不载：出自清代徐大椿《慎疾刍言·外科》。

④ 尚然：尚且如此。

四百四种，更不能细言矣。从中一症分数名，重复可厌。如袁太史嘲作诗者云：关门闭户掩柴扉。即此类也。吾幼时看《三家医案》，及此，吾师费兰泉先生言此一论。吾师已逝十四年矣，今雨窗无事，追忆录出，以志感慨。师曰：治风之法，名目虽多，将一风字放在心上。譬如肌肤之风初起，急宜解表取汗而驱其风。若滞于气，宜理气祛风。若滞于血，宜和血息风。若夹毒厉之气，宜解毒祛风。夹湿者利湿祛风。夹热者清热凉血祛风。气虚者壮其气，气盛则风自行。血虚者补其血，血行风自息。若中风亦要理会风字，或夹痰夹热等，亦不能动辄[①]温补。风为阳邪，风火易于相煽。辛热之品，亦要谨慎。倘温补辛热误投，多致不救。吾师曰：只此数语，治内外诸风，见其大概矣。经云：知其要者，一言而终，不知其要者，流散无穷，此之谓也。师又云：治外疯各方，有用大蝮蛇、活虾蟆与火赤练间过者食之杀人、火龙即死人蛆、生漆、斑猫等，又枫茄花、人牙齿、蜈蚣、樟脑、铅粉、麝香之类，不可轻用，恐病轻药重，中毒而死，或积毒脏腑，致成痼疾。此等方误者亦多，效者亦广。究属是医学中杨墨之学[②]，

① 辄：原作"撤"，据文义改。
② 杨墨之学：战国时期杨朱与墨翟的学说。杨朱主张"为我"，墨翟主张"兼爱"，是战国时期与儒家对立的两个重要学派。杨墨，战国时杨朱与墨翟的并称。

非孔孟之道。大枫①肉多服，亦能伤目，何况毒物乎。此吾师谆谆训诲之语，质之高明，以为何如。产后痈疡，本是内症。今录三方，亦备一格。余听鸿注。

后录溃疡漏疡等十三方，案中言之已详。或过服寒凉，阳伤气阻。或误投芪术，继则消导。致暑内闭，或多进归地，补塞壅滞气机，此皆疡科误治。欲坏之症，就诊于内科，亦不能推诿。徐灵胎先生批叶氏案云：疮疡愈后，治法合度，方案和平经正。因非专家，则尚无把握耳。专科一切丸散，外治有一定之法。一有不备，即不能建愈功。内科精明，不知外科，得医术之半。余思内科辨症不明，无醪醴汤液丸散丹针摩浴熨一定治法。外科治法不精，无刀针围贴消散丸散丹一定治法，皆得医术半中之半不及耳。余揣摩半生，尚未得医术半中之半，每临症后，恐有错误，痛惩已过，抱影自惭。今辑斯书，欲内外两科合而为一，得医术之全体，苍生之幸也。此卷中胃痈肠痈门观之，自知医术之难全耳。

外科之有疯科，专治七十二种风气。今有专治伤寒科者，妄立伤寒许多名目，言之解颐②，听之喷饭。有漏底伤寒、发斑伤寒、竖头伤寒、湿温伤寒、夹食伤寒、夹经伤寒、夹阴伤寒、发狂伤寒、夹郁伤寒、扣颈伤寒、刖足

---

① 大枫：常绿乔木。常除去种皮，压榨取脂肪油用；或取仁制霜（内服），有祛风燥湿，攻毒杀虫之效。

② 解颐：指开颜欢笑。颐，面颊。

伤寒、瘟疫伤寒、夹惊伤寒、夹气伤寒、夹痧伤寒。医若不言此等伪名，医不得行。对病家不言此等伪名，病家不信。相沿成习，效而尤之。病家问医曰：病者何病？答曰：伤寒病。是何伤寒？见其稍有下痢者，曰：漏底伤寒。病家得意曰：先生高明，果然漏底伤寒。若初病邪阻于膈不舒，问曰何病，答以夹食伤寒，恐明日要变发狂伤寒。若发热呓语，倘热甚烦躁，起坐不安。曰：发狂伤寒，今又变竖头伤寒矣。诸如此类。余读书不成，商贾无资，藉此小道，为衣食计，或出此言，识者可恕。有高明之士，竟言之于口，书之于方，岂非为识者笑乎。又有小儿病之伪名，有反弓惊、蛇舐惊、老鸦惊等数十种伪名。幼科之外，另立惊科，专治一切急慢惊风。病家问答，以此类推。即为行医之捷径，致富之良箴。惟愿急挽此风，若如三十六疯、数十种惊风等伪名，已刊板行世。倘各伤寒伪名附会成书行世，后日害不胜言矣。余听鸿注。

疥疮不能多搽水银硫黄。余幼时见邻孩搽，遍体掀肿，气阻而死。又有药肆伙，身上有虱，搽水银太多，后齿缝出血，腐烂臭秽不堪，一等解毒清凉罔效，五六日即毙。皮毛内应脏腑，外治之药，不可不慎也。余听鸿志。

附　徐大椿《疡科论》

疡科之法，全在外治，其手法必有传授。凡辨形察色，以知吉凶，及先后施治，皆有成法，必读书临症二者皆到，然后无误。其升、降、围、点、去腐、生肌、呼脓、止血、膏、涂、洗、熨等方，皆必纯正和平，屡试屡验者，乃能应手而愈。至于内服之方，护心、托毒、化脓、长肉，亦有真传，非寻常经方所能奏效也。惟煎方，则必视其人之强弱阴阳，而为加减，此则必通于内科之理，全在学问根柢。然又与内科不同，盖煎方之道相同，而其药则有某毒主某药，某症主某方，非此不效，亦另有传授焉。故外科总以传授为主，徒恃学问宏博无益也。有传授，则较之内科为尤易。惟外科而兼内科之症，或其人本有宿疾，或患外症之时，复感他气，或因外症重极，内伤脏腑，则不得不兼内科之法治之，此必平日讲于内科之道，而通其理，然后能两全而无失。若不能治其内症，则并外症亦不可救，此则全在学问深博矣。若为外科者不能兼，则当另请名理①内科，为之定方，而为外科者参议于

① 名理：名理之学是中国汉末到魏晋时期以考核名实和辩名析理的方法研究问题的一种思潮。"名理"一词始见于帛书《经法·名理》："天下有事，必审其名……循名厩（究）理之所之，是必为福，非必为材（灾）。""故执道者之观于天下……能与（举）曲直，能与（举）冬（终）始，故能循名厩（究）理。"

其间，使其药与外症无害，而后斟酌施治，则庶几两有所益。若其所现内症，本因外症而生，如痛极而昏晕，脓欲成而生寒热，毒内陷而生胀满，此则内症皆由外症而生，只治其外症，而内症已愈，此又不必商之内科也。但其道甚微，其方甚众，亦非浅学所能知也。故外科之道，浅言之，惟记煎方数首，合膏药、围药①几料，已可以自名一家。若深言之，则经脉、脏腑、气血、骨脉之理，及奇病怪疾、千态万状，无不尽识，其方亦无病不全，其珍奇贵重难得之药，亦无所不备，虽遇极奇、极险之症，亦了然无疑。此则较之内科为更难，故外科之等级高下悬殊，而人之能识其高下者，亦不易也。

---

① 围药：药剂名。外科用涂敷疗疽周围以截断其向外扩散之药剂。

校注后记

一、作者生平

余景和，字听鸿，号少愚，又号萍踪散人，清末江苏宜兴县人，为晚清名医，在中国近代医学史上占有一定地位。景和生于道光二十七年（1847），病殁于光绪三十三年（1907），享年60岁。景和幼年因贫废读，正如他自己所说："吾早孤，十二岁出塾。"（见余景和纂修《余氏宗谱》六卷，光绪甲辰刻本，得一堂藏本）他早年遭受战乱，父母双亡，青年时遇太平天国运动被掳入军中，后辗转迁居武进县孟河镇，中年时期又迁居常熟县，其著有《余注伤寒论翼》《外证医案汇编》《诊余集》等。景和虽然幼年早孤、因贫废读，但他一直没有放弃自习医学，"日久将《内经》《难经》《伤寒论》《神农本草经》《医宗金鉴》诸书背诵如流"，为以后行医打下了坚实的基础。由于他刻苦用功，受到孟河名医费兰泉先生的赏识，后得其真传。余景和精通内外各科，鉴于许多需内科配合治疗的外科证，由于病家和专科医生不明确综合治疗的必要性，每致意见分歧，贻误患者，甚至不救。为了弥补这一缺憾，他选辑了清代名家如陈学山、薛生白、缪宜亭、叶天士和徐灵胎等的外证医案凡七百余则，间附以自己的治验案，分为十三部七十二门，总结其病之成因、证之变化及内外方治之法，论其利弊，辨其异同。

二、版本考

《外证医案汇编》为余景和中年所辑的外科医案专著。始撰于光绪十七年（1891），初刊于光绪二十年（1894），会稽孙思恭顺斋氏赞助而成。从开始撰写到刊行历时4年。据《全国中医图书联合目录》记载，《外证医案汇编》现存主要版本有稿本一种，清刻本五种，石印本一种，抄本一种。上海科学技术出版社于1961年出版了铅印本、2010年出版了点校本。

本次整理，校注者调研所见该书主要版本有稿本一部，藏于辽宁中医药大学图书馆，册封题"外科医案钞"，卷首题"外科临证指南医案"，一函四册，字迹清晰，保存完好，有较多改修，非清稿。还见到苏州绿荫堂藏版上海文瑞楼发行本，扉页题"外科医案汇编　叶松泉题"，牌记"苏州绿荫堂藏版上海文瑞楼发行"，扉页钤有蓝色"苏州绿荫堂福记精造书籍章"。有三篇序，自序装订错误，版心卷首题"外证医案汇编"，一函四册。应是原刊本。还有光绪三十一年（1905）集古山房刻本，扉页题"外科医案汇编"，牌记"光绪三十一年集古山房开雕"，有光绪甲午年十二月自序、同年赵宾旸序、同年孙思恭序，版心卷首均题"外证医案汇编"，一函四册。此外还有上海文瑞楼石印本，册封题"外科医案"，扉页题"外科医案汇编　上海文瑞楼石印"，版心卷首题"外证医案汇编"，一函四册。经比对发现，光绪三十一年（1905）集古山房刻本与苏州绿荫堂本除扉页外完全相同，故绿荫堂本、集古斋刻本及无牌记本实为一个版本。所以，本次整理以光绪二十年（1894）苏州绿荫堂本为底本，以上海文瑞楼石印本为主校本。由于稿本并非清稿，作为参校本使用。

三、编撰特点

余景和编撰的《外证医案汇编》取材广泛，兼收并蓄。《外证医案汇编》共四卷、十三部、七十三门，分类详细明了，非常便于后学者查阅。书中辑录陈学山先生医案四百六十八首，薛生白先生医案三首，缪宜亭先生十八首，叶天士先生医案二百三十七首，此外附吴江徐洄溪先生与景和本人医案共四十六首。共涉及医家六位，选录医案达七百七十二首，涉及病证七十二种，几乎覆盖了全部外科常见病。余景和认为书中医家皆有自己鲜明的特点，故无需在每方之下注明出自何人手笔。如陈学山先生的医案笔性简明敏捷，其他人学不到这种境界，且医案中有居处地名，这是陈学山医案的特点；叶天士先生的医案有《临证指南》可考；薛生白与缪宜亭两位先生的医案亦有三家医案可考，皆不能虚构作假，读者自行查对，明眼自能辨别。《外证医案汇编》各部之后皆有附论一篇，为景和本人所作，乃其个人心得体会。余景和在附论里不仅从病名、病位、病性、病因、归经、治法、禁忌等方面进行常规的疾病阐述和分析，而且阐述了很多自己的想法和见解。例如《外证医案汇编·脑疽》中曰："因督脉起下，贯脊行于上。故毒气得之……寒主凝塞，故疮难起难发，难化难溃。"这则医案景和认为，脑疽发于正者易治，发于偏者难治。因为督脉起于下，行于上，贯脊行于人体背部正中，疽发于正中者易发易溃；膀胱经起于首，行于下，走人体背部两侧，寒主凝滞，疽发于偏者难起难发，难化难溃。

四、学术特点

1. 外证内证兼顾

《外证医案汇编》虽为一本医案辑录书籍，但无论从医案的选辑还是书中各部之后的附论都可以看出余景和强烈的个人色彩：叙外证而兼顾内证。余景和认为上古方书内外科并不分家，而在当时现存的方书中内外科却各专其职，互相并不借鉴学习，从而造成学习外科的人不明了内科之症，学习内科的人也不了解外科之症的怪现象，甚至内外两科相互推诿，贻误病家性命。《外证医案汇编》书名虽言"外证"，但是也包括一些内证验案。纵观全书，医案之中涉及内证者十有七八，这是景和学习外科必当借鉴内科观点的最好体现。

2. 推崇王道之治

《外证医案汇编》书中所载医案众多，但驳杂、霸道、峻剂、单方一概未录入。余景和认为"医能和缓者，即为上工"，"王道之治，虽无近功，不致一朝败事。若不中病，误亦不远"，"症险者，用方不能不峻。症杂者，用药不能不杂。此等症，百中难见一二"。余景和推崇王道之治，是从以上三方面考虑，因此书中并不录入驳杂霸道峻剂单方。

3. 重视相似病名辨析

《外证医案汇编》书中相似名称的疾病很多，余景和对这些相似名称的疾病从病位、治法、预后上进行辨析。例如对猛疽（俗名结喉毒）与夹喉痈（俗名捧喉毒）的辨析，景和认为结喉毒与捧喉毒二病虽然名称与治法相仿，但是所表现出来的症状却大不相同。景和认为结喉毒在任脉中正之位，其脉夹肝肺之积热上升，来势凶猛，故结喉毒比捧喉毒易起易溃；而捧喉毒生于喉之两旁，在手三阳、足少阳与足阳明之位，其经过之脉太多，气血易于流散不易积聚，故捧喉毒易于平塌。又如对胃痈与胃脘痈的辨析，景和认为胃痈生于胃之上口或者下口，应该以保护里膜排脓达下为主，勿使其外泄；而胃脘痈生于中脘皮里膜外，应该迅速用刀针开脓泄于外，勿使其内溃。两者位置不同，治疗方法也迥异。

4. 勇于挑战权威

《外证医案汇编》还记载了余景和对前人张景岳的质疑之声。《外证医案汇编·咽喉》中记载了两则医案，一则易姓病患因肺胃蕴热，积久生痰，再加外感风邪以致塞窒会厌，哑不能言，渐渐牙关紧闭；另一则为陶姓病患因风火相搏，喉咽卒然肿塞，痰涎上壅，以致声音如同拽锯。通过此二案景和曰："此二案，风邪闭塞于肺，郁结不通，急喉风症也。治之在速，急宜宣肺化痰，祛风清热……如拘疑不决，立刻而危，且不可信张景岳肺绝服参之论。"

总 书 目

I

卫生编

袖珍方

仁术便览

古方汇精

圣济总录

众妙仙方

李氏医鉴

医方丛话

医方约说

医方便览

乾坤生意

悬袖便方

救急易方

程氏释方

集古良方

摄生总论

辨症良方

活人心法（朱权）

卫生家宝方

寿世简便集

医方大成论

医方考绳愆

鸡峰普济方

饲鹤亭集方

临症经验方

思济堂方书

济世碎金方

揣摩有得集

亟斋急应奇方

乾坤生意秘韫

简易普济良方

内外验方秘传

名方类证医书大全

新编南北经验医方大成

临证综合

医级

医悟

丹台玉案

玉机辨症

古今医诗

本草权度

弄丸心法

医林绳墨

医学碎金

医学粹精

医宗备要

医宗宝镜

医宗撮精

医经小学

医垒元戎

医家四要

证治要义

松厓医径

扁鹊心书

素仙简要

慎斋遗书

折肱漫录

丹溪心法附余